U0395774

王定东

融合推拿治疗图解

【 王定东 编著
陆小弟 绘图 】

上海远东出版社

图书在版编目(CIP)数据

王定东融合推拿治疗图解/王定东编著;陆小弟绘. —上海:上海远东出版社,2021
ISBN 978 - 7 - 5476 - 1680 - 2

Ⅰ. ①王… Ⅱ. ①王…②陆… Ⅲ. ①推拿-图解
Ⅳ. ①R244.1 - 64

中国版本图书馆 CIP 数据核字(2020)第 273173 号

责任编辑　贺　寅
封面设计　李　廉
封面题字　王定东

王定东融合推拿治疗图解

王定东　编著
陆小弟　绘图

出　　版　上海遠東出版社
　　　　　　(200235　中国上海市钦州南路 81 号)
发　　行　上海人民出版社发行中心
印　　刷　上海信老印刷厂
开　　本　890×1240　1/32
印　　张　10.375
插　　页　2
字　　数　380,000
版　　次　2021 年 4 月第 1 版
印　　次　2021 年 4 月第 1 次印刷
ISBN 978 - 7 - 5476 - 1680 - 2/R・118
定　　价　68.00 元

序

　　王定东先生是上海中医学院（上海中医药大学前身）推拿学校 63 届毕业生，行医至今有 58 年了。该推拿学校成立于 1956 年，是当时我国推拿专业的最高的现代学历教育机构，培养了一大批承前启后的推拿学专业人才，输送到全国各地的推拿临床和教育岗位，为发展中国推拿学专业起到了举足轻重的作用。

　　在 1956 年到 1966 年期间就读推拿学校的学生，其授业老师，全是我国现代的推拿界翘楚。他们是王松山、钱福卿、朱春霆、丁季峰、王百川、王纪松、马万隆、李锡九等前辈，都是我国现代推拿学术流派的带头人。学术流派涵盖一指禅推拿、㨰法推拿、内功推拿等，治疗范围涉内科、妇科、儿科、骨伤科、神经科及耳鼻喉科、眼科等。推拿学校为推拿学专业奠定了既有现代教学方法、更有传统中医专业特点的教学模式。此后包括境外的推拿教学机构，都是按照此模式培养推拿专业人才的。

王定东先生在他漫长的推拿临证实践中，抓住核心，兼收并蓄，不仅吸收推拿其他门派的诊治方法，而且还采纳融入了其他临床学科的理论和经验。其书《王定东融合推拿治疗图解》中"融合"二字，就是寓意于此。

《黄帝内经·素问·异法方宜论》篇中说"是故圣人杂合以治，各得其所宜。故治所以异而病皆愈者，得病之情，知治之大体也"，这段重要文献，多见于中医学论文及临床报道中，突出的重点是"杂合以治"，作为应用中医内治、外治的理论依据。但对"杂合以治"的前提"得病之情，知治之大体"的基本条件，以及"治所以异而病皆愈者"结果的原因，少有分析及论述。而这恰恰是中医临床工作（包括推拿学）疗效之关键所在。面对不同的病情、病理、病机、证型，首先要识病辨证，确定疾病和证型，然后拟定治疗方案，采取相应的治疗方法进行治疗。在具体治疗方法中，有联合并用，也有嵌入序贯，以达到"治所以异而病皆愈者"的目标。该书的文字内容，表述了这一理念。

《王定东融合推拿治疗图解》一书，是将推拿手法操作的动作及应用部位，用图解方式加以阐述表达，不仅单个手法用图表明，而且对常见病的操作步骤也用图描绘，因此图的表达是该书的特色。由于图画不是视频，不能动态表现，所以，每一种操作方法采用几幅图、怎样画才明晰，是该书的难点。王定东先生与绘图者陆小弟先生配合密切。我作为一名推拿工作者，审视了书中的插画，并与文字描述对照，感到非常满意。图解画得准确，可以让读者静静地琢磨动作的要点所在。

王定东先生长期就职于基层医疗机构，对于常见病、多发病的治疗及病人的特点和需要，非常熟悉。该书的付梓，对基层卫生工作人员掌握和应用推拿手法治疗，具有积极的意义。

序

注：严隽陶，上海中医药大学终身教授、博士生导师，上海市名中医，曾任上海中医药大学附属岳阳中西医结合医院院长。

前　言

一、回望

以前农村里缺医少药，农民生了病，一般都求助于当地的民间"医生"。通常这些"医生"不备药，就是凭借一双手在病人身上施术：揉捏、拉伸、屈曲、拍打等，反复多次。童年时我曾亲眼目睹一些病人，由家人背着或架着，等"医生"施术后，有些竟当场就能缓步行走了，给我留下深刻印象。受此影响，我幼年立志，将来也要当一名仅用双手就能治病的医生。

我的愿望最终实现了。

凭一双手就能治病，其实早在几千年以前我国古书就有了记载，《黄帝内经·素问·异法方宜论》中有这样的描述："……痿厥寒热，其治宜导引按跷。"在司马迁《史记·扁鹊仓公列传》中也有"镵（chán）石、挢（jiǎo）引、案扤（wù）"的类似记载。这里的"导引按跷、挢引、案扤"，是指给病人按摩推拿，帮助病人做一些举手抬足的辅助运动。

尽管这些"简、便、廉"的医术在民间流传甚广，但由于我国人民长期受到封建意识的束缚，这些"挢引、案抚"的技能始终得不到健康发展，只是在民间传承使用着。直到中华人民共和国成立才迎来了曙光。

1956年，朱春霆先生及其同道们创建了"上海推拿医士班"。1958年5月，在国家领导人宋庆龄副主席、陆定一副总理的关怀下，成立了全国第一所推拿学校——上海市中医学院附属推拿学校，朱春霆先生任校长。当时学校课程设置有：黄帝内经、伤寒论、中医内科学、推拿学、针灸学、伤科学、小儿推拿学、推拿手法学、易筋经、人体解剖学、高等物理学、医古文、中药学、方剂学、政治经济学等二十二门课程，由中医学院师资任教。推拿手法及功法则由全国近代一指禅、少林内功的直系传人亲自传授，他们是王松山、钱福卿、朱春霆、丁纪峰、王百川、王纪松、马万隆、李锡九等诸位前辈。

该校学生毕业后，响应国家号召，被派往全国各地，在各级医疗机构任职，肩负起传承发展中医推拿事业的重任，并为我国中医高等院校编写了《中医推拿学》统一教材，使得中医推拿事业得以空前发展。虽然在 20 世纪 70 年代上半期，推拿专业和整个中医药行业一样，遭受了一些挫折，但宛如空中浮云，转瞬即逝。1977 年国家恢复了高考，上海中医学院率先招收了五年制针推伤专业本科生。20 世纪 80 年代至 90 年代，丁季峰老师和郑风胡、严隽陶两位导师，先后招收培养了硕士研究生、博士研究生 200 余人。中医推拿事业再次迈上了康庄大道，这正是"忽如一夜春风来，千树万树梨花开"。

二、 推拿医生必须医术全面、技高一筹

"作为一名推拿医生，首先是医生，其次才是推拿医生。"这是严隽陶导师在上海中医药大学担任推拿系主任时提出的理念。就是说，要成为一名优秀的推拿医生，除了掌握普通医生所必须掌握的医疗技能外，还必须持之以恒，练就一手功底深厚的中医推拿手法和功法。如今，上海中医药大学还增设了推拿专业特有的课程：生物力学、康复力学等。

"工欲善其事，必先利其器。"这是朱春霆校长对我们学生的要求。当年，朱春霆、王百川、丁季

峰、王纪松等诸位前辈在传授一指禅手法时，要求极其严格。天天练，在沙袋上练、在人体上互练，持续两年不得间断。师长们对我辈有个十字铭训：沉肩、垂肘、悬腕、指实、掌虚。在人体上互练时要求"行而不浮，腕端平，指吸定，行如直线""蓄力于掌，发力于指"。这些谆谆教诲，我辈记忆犹新。特别记得王百川老师经常会当面提醒："注意！"他声音有点响，"来回要均匀摆动，不要像小马达，格登格登的！"因为一指禅推法稍不注意，便会在病人身上有跳动感，王百川老师称之为"小马达"，病人会很不舒服。朱春霆校长也告诫大家："慎疾从医，切忌刚强粗暴，反对有些人偶得推拿一二法，便招摇惑人，专用刚强手法，将病人搞得痛苦不堪，直至伤关节、损元气，非但不能治病，反而损害健康。"这正如古书《医宗金鉴·正骨心法要旨》中所说："法之所施，使患者不知其苦，方称为手法也。"朱春霆校长还要求大家，推拿医生不仅需要精湛的医术，还要有一个强健的身体，要有体力、耐力、指力、腕力和臂力，要达到以上要求，医生必须长期坚持练功。"易筋经"是最适合的功法,简单易学,只要持之以恒地练,就必能改变医生的体质。

三、 抛砖引玉

1990 年,笔者花了一年多的时间,结合几十年的临床体会,编写了《简明推拿治疗图解》一书,由上海著名海派连环画家陆小弟绘制插图,于 1991 年由上海翻译出版公司(上海远东出版社前身)出版发行。写书初衷,就是想把我国几千年来流传在民间的推拿按摩医术以及师长们传授的"一指禅推拿、少林内功推拿"等宝贵的手法精要记录下来,让热爱中医推拿事业的广大读者能从中受益。由于笔者水平有限,书中疏漏之处在所难免,在此向读者致以歉意。借再版之机,笔者对每个章节逐一校对、增删,并增加了第五章内容(附录):

(一)成人针灸歌赋

(二)小儿推拿歌赋

(三)推拿练功

(四)推拿针灸经络穴位图

这些内容都是临床实践中必备的参考数据，易于记忆，有助于临床工作者查考、借鉴、运用。书中插图，承蒙画家陆小弟先生关心，在百忙中挤出时间，将书中每幅画面与内容描述一一核对，稍有不妥，即赐笔重画，使之更加精准贴切。在此深表谢意！

当今社会上关于推拿的著述甚丰，可谓精彩纷呈、相得益彰。笔者拙作，也算是抛砖引玉吧！

四、守正创新，携手共进

2019 年 10 月 26 日，人民日报社论"守正创新，让中医药永远姓'中'"，其中有这样一段话："只守正，不创新，死捧着老祖宗的金饭碗，只能越吃越穷。中医药要想老树开花，唯一的出路就是创新！"中医推拿事业和整体中医药事业一样，要传承精华，守正创新，这就得有赖于推拿界的前辈们及当今中医界的全体医护人员共同努力、勇挑重担，坚信中医推拿事业必将迎来大好的明天。

王定东

目录 | CONTENTS

第二章　经络与腧穴

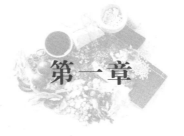

第一章

基本手法

推拿疗法是祖国医学的重要组成部分，流传至今已有二千多年的历史。由于它在临床上有独特的疗效，且简便实用，所以人们乐于应用并接受治疗。现代医学认为，推拿是一种物理疗法，人体通过手法的局部刺激，可使人体生物化学、生理反应、体液循环等复杂功能得到改善，促使人体消除炎症及吸收水肿，提高机体免疫功能，从而达到治疗多种急慢性疾病的目的。

推拿疗法是由各种基本手法组合而成的，每种手法都有着它一定的规范技巧，而不是靠"力气"。推拿手法歌这样写道："推拿者，一旦临症，知其体相，识其部位，机触于外，巧生于内、手随心转，法从手出。手法也，求其重而不滞，轻而不浮，刚中有柔，柔中有刚，刚柔相济，稳准熟练。"可见古人对手法是相当重视的。

由于流派不同，手法种类名目繁多，有相同名称而不同操作的，有相同操作而不同名称的，而本书所介绍的"一指禅推拿"和"少林内功推拿"两大流派,具有悠久的历史,其手法简便,实用性强,疗效显著。为了保持这两大流派的固有的手法特色,仍按传统习惯进行手法归类,以便人们进一步研究提高,发扬光大。

第一节　一指禅推拿疗法

"一指禅"原是佛家用语,意为万物归一。传说一指禅推拿最早创始人是宋朝天龙和尚,但已无确切文字查考。直到清朝咸丰年间,河南李鉴臣传授此术。其门人丁凤山先生尽得其传,他是江苏江都人氏,生于 1842 年,卒于 1915 年。

丁氏一生勤学苦练,精于一指禅推拿,在江浙地区发展成一大流派。丁氏门人有王松山、钱福卿、丁树山等十余人,他们的手法及临床各有千秋,有擅长罗纹推法,有擅长于缠法,有擅长治内科疾病,有擅长治外科疾病,有擅长治儿科疾病等。朱春霆、王纪松、丁季峰等诸位先生是上海一指禅推拿嫡传者,他们多年来培养的学生遍布全国各地。

一指禅推拿是江南地区的一大学派,它的手法特点是柔和深透,刚柔相济,动作细腻,接触面小,取穴准确,适用于全身各部位。常用手法有推、拿、按、摩、㨰、捻、搓、缠、揉、摇、抖、拘、抹等。

二、一指禅功

一指禅功推法是一指禅推拿学派的主要手法。医生可以用拇指的指峰罗纹、偏峰（桡侧）着力于治疗部位或穴位作左右来回摆动。手法的要领在于"沉肩、垂肘、悬腕、指实、掌虚"（图1-1）。医生全身应该"含胸、拔背、呵腰、臀收、少腹蓄"，放松肩、肘、腕、掌等各部位（图1-2）。推时行如直线，不得任意歪斜。用力时要做到重而不板，轻而不浮，蓄力于掌，发力于指。初学者先在沙袋上练习，待有一定指力后再在人体上练习。

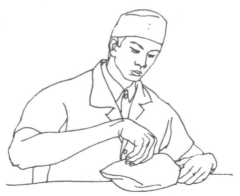

图1-1　沉肩、垂肘、悬腕、指实、掌虚

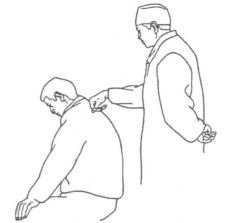

图 1-2　医生全身"含胸、拔背、呵腰、臀收、少腹蓄"，放松肩、肘、腕、掌等各部位

操作

1. 沉肩：肩关节放松，不要用力耸起（图 1-1、图 1-3）。

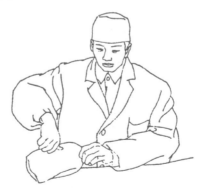

图 1-3　初学者易犯的错误姿势——耸肩

2. 垂肘：上肢放松，肘关节下垂，略低于腕部（图 1-1）。

3. 悬腕：腕部放松，手掌自然垂屈(图 1-1)。

4. 指实：拇指能着实吸定，不能飘浮或来回摩擦(图 1-4)。

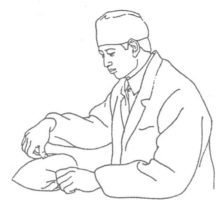

图 1-4　指实——拇指吸定,不能飘浮或来回摩擦

5. 掌虚：拇指吸定部位后其余四指及掌要放松(图 1-5)。

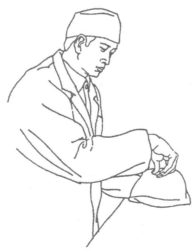

图 1-5　掌虚

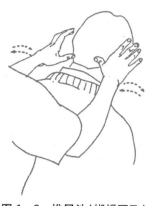

附 蝴蝶双飞法：蝴蝶双飞法操作是一指禅功在脸面部和颈部常用的双手操作手法。操作要领在于沉肩、垂肘、悬腕、指实。两拇指罗纹面吸定风池穴位，以腕关节旋转摆动带动指掌部位摆动。两腕同时摆动或相互交叉摆动，状如蝴蝶飞动，摆动频率每分钟200次左右（图1-6）。

图1-6 推风池（蝴蝶双飞）

推印堂法：用右拇指罗纹面或拇指桡侧偏峰吸定印堂穴，以腕关节旋转摆动带动指掌部位摆动，操作要领及摆动频率同蝴蝶双飞法（图1-7）。

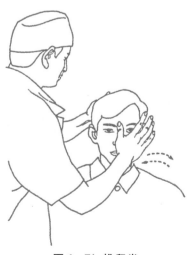

图1-7 推印堂

功效

具有行气活血、舒筋通络、调和营卫、健脾和
胃等功效。临床上常用来治疗头痛失眠、胃痛、慢
性腹泻、高血压、各种关节酸痛等疾病。

二、拿法

拿法是推拿常用手法之一。用拇指和食、中
两指,或者拇指和其余四指作相对用力提捏(图
1－8、9、10)。

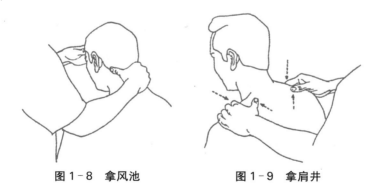

图1－8　拿风池　　　　　　图1－9　拿肩井

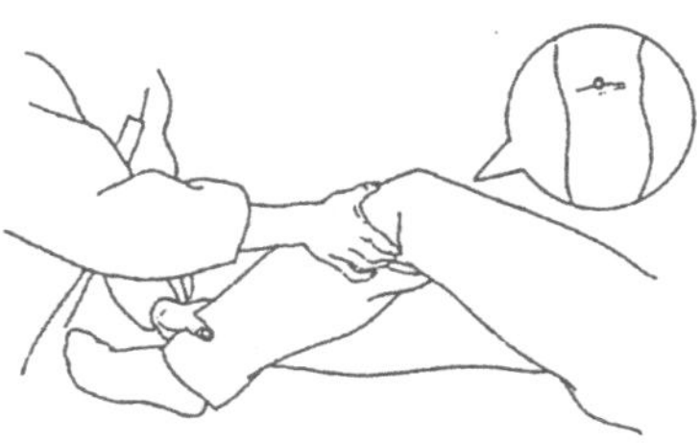

图1－10A　拿委中

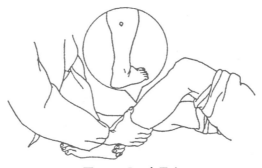

图 1－10B　拿承山

操作

手法由轻而重,不可一下子用暴力。要指面着力,动作连绵。

功效

具有疏经通络、醒神开窍、解痉镇痛、发散风寒等功效。临床上常作为治疗头痛、颈项强直及周身关节疼痛等辅助手法。

三、点法

点法操作和按法相类似,只是着力点比按法小,刺激也较按法强,常用于骨隙缝及肌肉丰实的部位。临床上有拇指端点、食指中节点(或中指中节点)、尺骨鹰嘴点。

操作

1.　拇指点：用大拇指指端着力于体表,垂直用力（图1-11）。

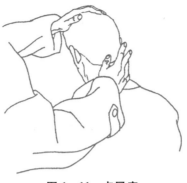

图 1-11　点风府

2.食指中节点：食指屈曲用中节点着力于体表，垂直用力。也可改用中指中节点（图1-12）。

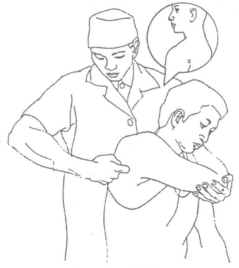

图 1-12　点肩贞

3. 尺骨鹰嘴点：用尺骨鹰嘴点着力于体表,垂直用力。此法刺激量最强,适用于肌肉丰实的部位(图 1 - 13)。

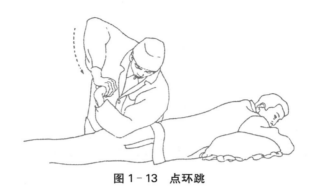

图 1 - 13　点环跳

功效

　　具有舒筋活血、行气止痛等功效。临床上常用于治疗风湿痹痛、肢体麻木等病症。

四、按法

　　按法就是用手指或手掌着力于体表某一部位,逐渐用力按压,从而达到治病目的。临床上有指按法和掌按法两种。

操作

　　1. 指按法：用拇指端点由轻到重垂直而持续地按压体表(图 1 - 14)。

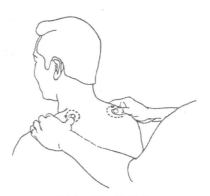

图 1 - 14　按肩井

2.掌按法：用单掌或双掌重叠按压体表（图 1 - 15A、B）。

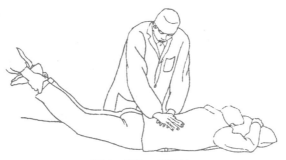

图 1 - 15A　掌按法

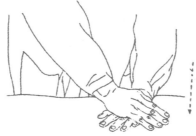

图 1 - 15B　掌按法

具有开窍通闭、化瘀止痛等功效。临床上常用于治疗胃脘痛、头痛、肢体酸麻等病症。

五、 缠法

在推法的基础上以每分钟 200 次以上的频率进行快速而熟练的操作(图 1－1)。

具有镇静安神、消肿散结、宽胸理气等功效。临床上常用于治疗头痛失眠、小儿斜颈、喘咳胸闷以及外科疮疡等病症。

六、 揉法

用手指、手掌大鱼际、掌根部分着力于人体某一部位或穴位,作圆形或螺旋形移动。

1. 指揉法：用拇指或中指,或食、中、无名三指指面按在一定部位或穴位,手腕放松,以腕关节带动前臂作旋转揉动(图 1－16、17)。

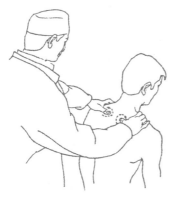 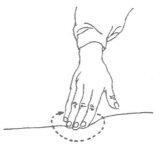

图 1-16　拇指揉肺俞　　图 1-17　食、中、无名三指揉法

2. 掌揉法：用大鱼际或掌根着力于某一部位或穴位，动作要领和指揉法相同（图 1-18、19）。

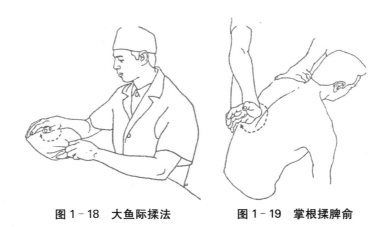

图 1-18　大鱼际揉法　　图 1-19　掌根揉脾俞

具有理气止痛、建中和胃、消肿散结等功效。临床上常用于治疗脘腹胀痛、胸闷、泄泻、便秘等病症。

七、摩法

用食、中、无名指指面或手掌着力于一定的部位或穴位，作环形抚摩（图 1 - 20、21）。

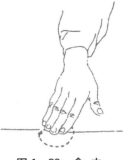

图 1‐20　食、中、无名指摩法

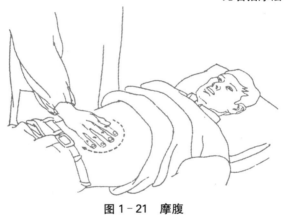

图 1‐21　摩腹

操作

动作轻柔，压力均匀，频率可掌握在每分钟 120 次左右。

功效

具有健脾理气、消食导滞等功效。临床上常用于治疗脘腹胀痛、消化功能紊乱等病症。

八、搓法

操作

两手掌相对挟持四肢或躯干某一部位作上下相反方向来回快速搓揉(图1‑22、23、24)。

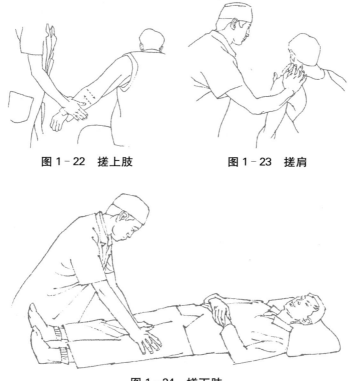

图1‑22　搓上肢　　　　　　　图1‑23　搓肩

图1‑24　搓下肢

功效

具有舒筋活络、调和气血、放松肌肉等功效,是辅助手法。临床上常用于治疗胸肋腰背及四肢等部位的病变。

九、摇法

两手托住被摇关节的前后,借助患者肢体的正常功能活动,予以被动性摇动。

操作

1. 摇颈:病人正坐,医生一手扶其头顶,另一手托住下颏,作左右上下缓缓摇动(图1-25)。

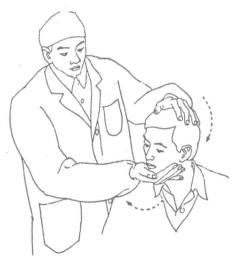

图1-25 摇颈

2. 摇肩:医生一手固定病人的肩关节上部,另一手握其手指,作肩关节旋转摇动。或一手固

定病人患肩，另一手托其前臂作顺时针或逆时针
方向旋转（图1–26A、B）。

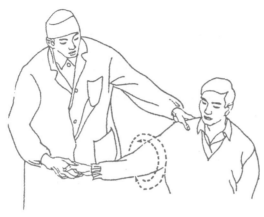

图1–26A　摇肩

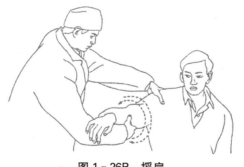

图1–26B　摇肩

3. 摇髋：病人仰卧，医生一手握其足跟，一手
按其膝盖，然后将其髋膝关节屈曲90°，作顺时针
方向和逆时针方向各运转数次（图1–27A、B）。

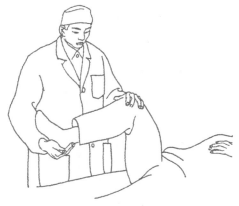

图 1‑27A　摇髋（屈髋屈膝）

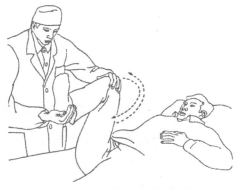

图 1‑27B　摇髋（顺摇逆摇）

4. 摇踝：医生一手托住病人足跟，一手握住足前掌，作踝关节环转摇动（图 1‑28）。

功效

具有舒筋活络、松解粘连、滑利关节等功效。临床上常用于治疗颈椎、腰骶及四肢等关节病变。

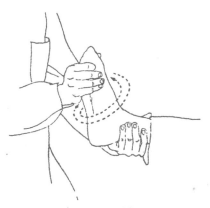

图 1－28　摇踝

十、抖法

操作

医生双手握病人患肢远端，连续用力作小幅度的波浪式的上下颤动，使医生手中的力直达病人肩部（图 1－29）。本法常与搓法配合运用，一般作为治疗结束时的辅助手法。

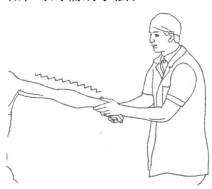

图 1－29　抖肩

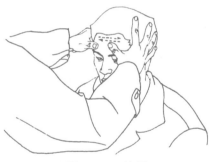

具有舒筋活络、调和气血、滑利关节、放松肌肉等功效。

十一、抹法

操作

以单手或双手拇指罗纹面紧贴皮肤，作上下左右来回移抹（图1-30）。

图1-30 抹额

功效

具有疏通经络、醒脑明目等功效。临床上常用于治疗眩晕、头痛、项强、肌肤麻木等病症。

十二、拗法

操作

以食、中两指并拢微屈，用食指第二节和第三节的桡侧缘紧贴皮肤，着力连续的抅抹称之为抅法（图 1 - 31）。

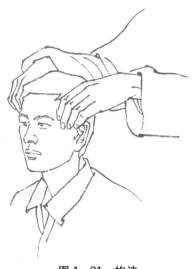

图 1 - 31　抅法

具有平肝镇静、醒脑明目等功效。临床上常配合抹法、拿法治疗眩晕头痛、失眠多梦、面瘫等病症。

十三、捻法

操作

用拇、食二指罗纹面挟住病人的手指或足趾，进行快速而灵活的搓揉（图 1 - 32）。

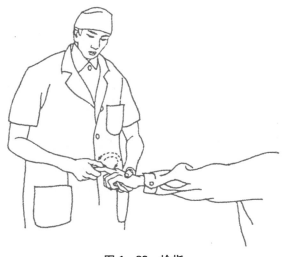

图 1-32　捻指

功效

　　具有通利关节、舒筋活络等功效。临床上常用于治疗四肢小关节胀肿、屈伸不利等病症。

十四、捏法

操作

　　用拇指与食、中两指指腹或拇指与其余四指指腹挟住病人的某一部位,相对用力进行挤压(图1-33)。

功效

　　具有舒筋活络、调和气血、解痉松肌等功效。

临床上常用于四肢背脊,如肢体酸楚麻木、消化功能紊乱等。

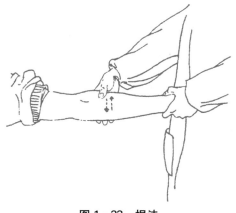

图 1 - 33 捏法

十五、踩跷法

操作

病人俯卧,胸部和大腿膝关节上方各垫 3～4 个枕头,使腰部腾空。医者双手扶住预先设置好的横木或金属拉手的装置,以便能控制自身体重及踩踏时的压力。医者踮起足跟,用足掌前端作轻柔的上下弹压动作,力度和节奏以患者能忍受为度。患者配合呼吸,弹起时吸气,下压时呼气,切忌摒气(图 1 - 34)。

患有骨质疏松及体质羸弱者不宜使用此法。

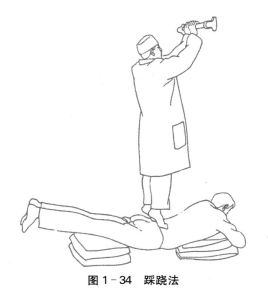

图 1‑34　踩跷法

具有活血通闭、松解粘连等功效。临床上仅用于治疗早期腰椎间盘突出、肥大性脊椎炎等病症。

十六、掐法

操作

用拇指指甲按压病人的一定的穴位，又称爪切法（图 1‑35）。

功效

具有解痉开窍、行气活血等功效。临床上常用于治疗晕厥、小儿惊风等病症。

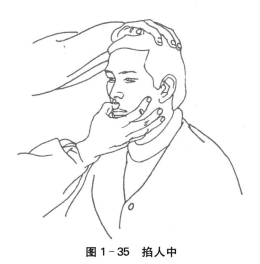

图 1-35　掐人中

十七、拨法

操作

　　手指罗纹面按压病人的一定部位或穴位,作来回拨动,又称弹拨法(图 1-36)。

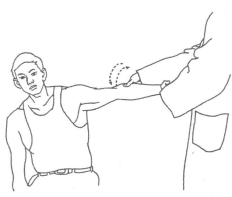

图 1-36　拨手三里

具有活血止痛、解除粘连等功效。临床上常用作辅助手法。

十八、滚法

滚法推拿是临床上用得较多的手法,它是由丁季峰老师在继承祖传一指禅推拿手法的基础上,于 20 世纪 40 年代创立发展而成。滚法推拿的特点是用小鱼际外侧吸定人体一定的部位,以加大腕关节活动范围来带动手背活动。这种手法接触面大,刺激力量强,适用于胸腰背部、四肢、头部、颈部等。临床上适应各种慢性疾病的治疗。如腰椎间盘突出、颈椎病、肩关节周围炎、半身不遂、小儿麻痹症等。

为了正确地掌握滚法的操作,提高临床疗效,医生必须经过严格的训练,才能使滚法的刺激量持久有力,柔软深透。初学者可以在沙袋上练习。

操作

医者肩部放松,小鱼际外侧部位吸定病人的治疗部位,以腕关节摆动带动手背来回滚动,往返用力要均匀(图 1 - 37A、B)。

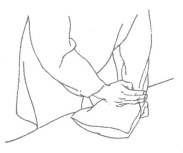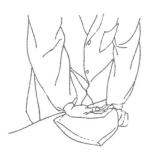

图1-37A 搓法(搓法起势)　　图1-37B 搓法(腕关节来回摆动)

功效

　　具有疏经通络、行气活血、滑利关节、松解粘连、解除痉挛等功效。临床上常用于治疗四肢、肩背、腰骶等部位的病变。

十九、振法

　　振法分指振法和掌振法两种。

操作

　　1. 指振法：用手指指端着力于体表,前臂和手背肌肉紧张用力,连续产生快速颤动,指端要吸定(图1-38)。

　　2. 掌振法：用手掌着力于体表。其动作要领和指振法相同(图1-39)。

功效

　　具有化瘀消积、和胃健脾、理气导滞等功效。

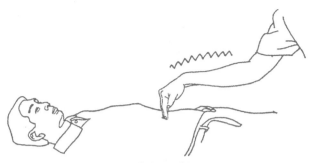

图 1 - 38　指振法（指振中脘）

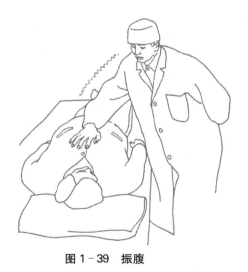

图 1 - 39　振腹

临床上常用于治疗消化不良、胸闷腹胀等病症。

二十、扳法

扳法是医生常用的推拿手法之一。医生用双手将病人的颈腰椎关节部位向相反方向或同一方向用力扳动。

用同样手法，可以作左右换位扳动。对颈腰椎有骨质病变者，禁用扳法，避免医源性事故。

操作

1. 颈椎扳法

（1）病人头略前屈，医生一手托住病人的下颏，一手扶住病人脑后，将头向一侧慢慢转动，转到最大限度时，两手同时用力作相反方向扳动，可以听到"咯咯"响声，但不要过分强求有响声（图1-40A）。

（2）病人正坐在较低的凳子上，颈微屈，医生一手拇指指顶按住颈椎棘突，另一手上臂以肘部托起病人的下颏，手掌绕过耳后扶住枕骨，用力将颈椎慢慢向上扳伸旋转，转到最大限度位置时，随即作一扳动，可以听到"咯咯"响声（图1-40B）。

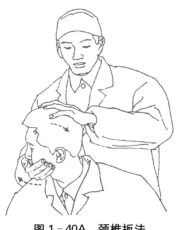
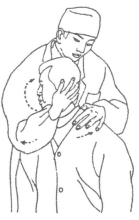

图1-40A　颈椎扳法　　　　图1-40B　颈椎扳法

2. 腰椎扳法

（1）腰椎斜扳法：病人侧卧位，下肢伸直，上肢向腹部屈曲，医生一肘部或手部置于病人肩前，另一肘部置于病人臀部，同时用力将病人腰部作相反方向扭转，而扭转到最大限度时，猛力作一扳动，此时，可以听到"咯咯"响声（图 1-41）。然后病人翻转身，医生站到另一边，用同样手法操作一遍。

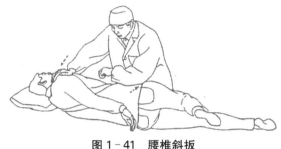

图 1-41　腰椎斜扳

（2）腰部旋转扳法

A. 直腰旋转扳法：病人正坐，医生双腿挟住病人一下肢，一手挟住病人肩前，另一手挟住病人肩后或伸过病人腋下，两手同时用力作相反方向扳动，可以听到"咯咯"响声（图 1-42）。换一边，以同样手法操作。

B. 弯腰旋转扳法：病人正坐，一助手在病人一侧，帮助固定病人下肢。医生坐于病人后侧方、一手拇指指端顶按住需要扳动的棘突，另一手穿

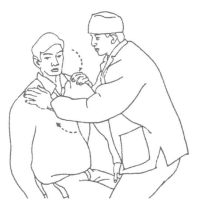

图 1－42　直腰旋转扳法

过病人腋下,勾按住其颈项,然后将其腰部前屈,
侧弯旋转;当旋转到最大限度时,按住颈项的手同
时用力下压,肘部上抬,另一手拇指用力顶压棘
突,协同用力作一扳动,使腰椎能作最大幅度旋转
(图 1－43A、B)。换一边,以同样手法操作。

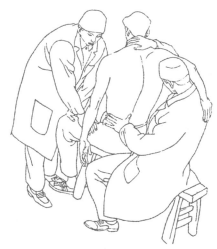

图 1－43A　弯腰旋转扳法

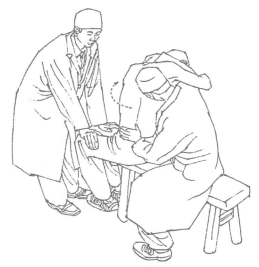

图 1‑43B　弯腰旋转扳法

3. 腰部后伸扳法

病人俯卧位,医生一手托住病人两膝,一手按压其腰部,两手同时协作用力,待腰部后伸到最大限度时,作一相反方向的扳动(图 1‑44)。

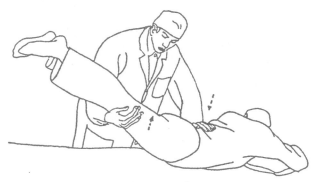

图 1‑44 腰部后伸扳法

功效

具有舒筋活络、滑利关节、纠正小关节错位等功效。

颈椎扳法：临床上常用于治疗落枕、颈项强直、颈椎错缝等病症。

腰椎扳法：临床上常用于治疗腰椎间盘突出及肥大性脊柱炎等病症。

对患有骨赘、骨结核等病人禁用此法。

二十一、背法

操作

医生和病人脊背相靠，肘弯挽肘弯（图1-45A），将病人反背离地（图1-45B）。然后，医生弯腰屈膝，将尾骶部顶住病人腰部，并左右晃动腰骶，使病人腰和下肢部放松，紧接着医生蓦地伸膝挺直，用尾骶部将病人腰部悬空弹起，作颠簸震坠动作（图1-45C）。

医生伸膝和挺臀动作要协调一致，尾骶一定要抵住病人的腰部。做完手法，医生可以搓揉病人双侧腰眼。

施法前跟病人说清楚操作步骤，取得病人的配合。

功效

具有理气活血、松弛椎体、纠正小关节错缝等

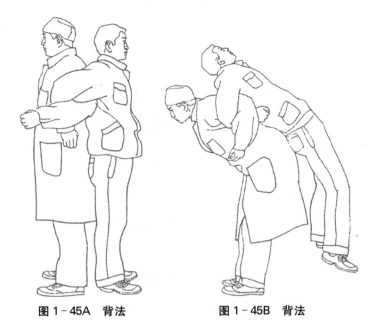

图 1-45A　背法　　　　　　图 1-45B　背法

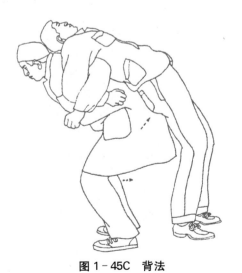

图 1-45C　背法

功能。临床上常用于治疗急性腰扭伤,腰椎间盘突出等病症。

二十二、牵拉法

用对抗的力量拔伸关节肢体,使其松解,故也叫"拔伸法"。

操作

用力平稳持续,可根据病人忍受程度,不可粗暴行施。

1. 颈椎牵拉法:病人正坐。医生立于病人身后,双手捧起病人头部,掌根托住枕骨,拇指按住耳后乳突,其余四指捧住下颌,并用两前臂分别压住病人两肩,缓缓用力上提(图1-46)。

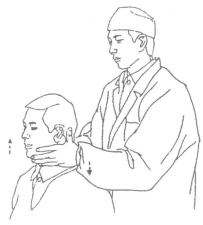

图 1-46　颈椎牵拉法

2. 腰椎牵拉法：病人俯卧屈肘。医生立于病人头前,两手环抱病人腋下,助手握住病人下肢两踝上,双方同时缓缓用力对抗牵拉。不可粗暴,以病人能忍受为宜(图1－47)。

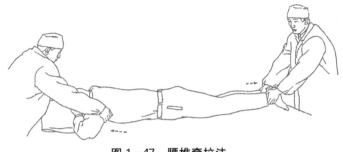

图1－47　腰椎牵拉法

3. 肩膝对牵法：病人仰卧将右膝屈起。医生站在病人右侧,右手扶握病人膝盖,左手握住病人左臂手腕,手向后斜拉,膝向前斜推,同时用力,连续间歇牵拉5～10次。然后,医生站到病人左侧,病人将左膝屈起,医生左手扶其膝盖,右手握病人右臂手腕,用同样方法操作(图1－48)。

4. 指关节牵拉法：医生一手握病人手腕,另一手捏病人指端,同时对抗拔伸(图1－49)。

具有松解粘连、纠正错位等功效。临床上常用于治疗颈椎、腰椎、关节粘连、错位等病变。

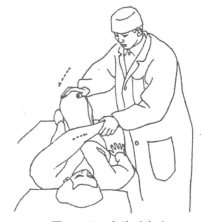

图 1-48　肩膝对牵法

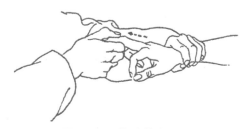

图 1-49　指关节牵拉法

二十三、梳法

梳法是指掌面抚摩于体表,形如梳理,故叫
"梳法"。常用于胸腹部。

操作

以手掌平贴体表,作上下抚摩梳理,两手连续
交替操作。每分钟约 100 次左右。操作时手腕及

掌面放松自如,轻快柔和(图 1-50)。

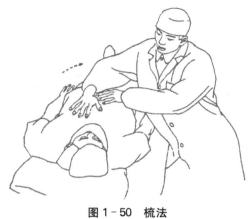

图 1-50 梳法

功效

具有疏肝解郁、消食导滞、理气和中等功效。临床上常用于治疗肝胃不和、胸闷纳呆、胁肋胀痛等病症。

第二节 少林内功推拿

少林内功推拿流派的历史发展,至今尚无确切文字查考。传说它和少林武功的起源发展有着密切的关系。早在南北朝魏太和十九年(公元 495年),即有高僧在河南省登封县嵩山少林寺传授佛经与组织众僧练拳习武,少林拳名扬中外。少林寺不仅成了全国的武术中心，而且在防病治病方面也具有它的独特方法。他们运用内功等各种推拿手法进行治病，后来这些手法、功法逐渐流传到全国各地，形成了少林内功推拿一大流派。少林寺最高武功的秘诀——"易筋经"，至今仍受到人们的喜爱，它是学习少林内功推拿的必练功法。

近人马万龙老师（山东济南人氏，生于1903年12月，卒于1969年4月）在青年时期曾拜马万起为师。1957年任中医推拿门诊临床教师。马万龙老师根据马万起老师传授"内功推拿"流派的手法，结合自己多年的临床经验，发展形成了有独特风格的推拿手法。他的手法是刚中有柔，柔中有刚，灵活多变。兹介绍七种方法如下：

一、平推法（擦法）

操作

以手掌大鱼际、小鱼际、掌根等部位在病人体表进行直线往返摩擦，使皮下组织产生温热感觉。注意往返距离要拉得长，压力要均匀，来回操作节奏每分钟100次左右。施术部位要涂些润滑剂（如：冬青油、麻油之类）（图1-51、52）。

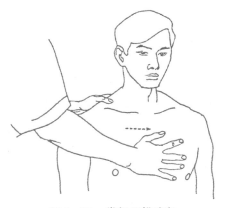

图 1‒51　掌根平推胸部

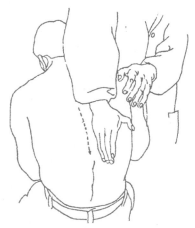

图 1‒52　小鱼际平推腰背

功效

　　具有温经通络、行气化瘀、消肿散结、健脾和胃等功效。临床上常用于治疗内脏虚损、气血失调等病症。

二、 五指拿法

五指拿法是内功推拿中特有的手法之一,常施用于头部两侧胆经、膀胱经和督脉经。

操作

左手扶住病人前额,使其固定,右手五指张开,用指腹着力于头皮,从头前顶开始,直拿到脑后枕部。动作要连续不断,五指要吸定有力,用力均匀,不要挤擦病人的发根(图 1 - 53)。

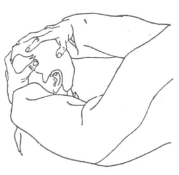

图 1 - 53 五指拿法

功效

具有平肝明目、醒脑提神等功效。临床上常用于治疗肝阳头痛、眩晕耳鸣等病症。

三、 推桥弓法

桥弓穴是内功推拿中常用的经外奇穴,起于

耳后翳风穴，止于缺盆穴，沿胸锁乳突肌前缘，构成一条直线状的特殊穴位。

操作

用拇指擦法，每侧操作 8～10 次，注意用力均匀，不要擦破颈部皮肤。施术部位涂少量润滑剂（如：冬青油、麻油、按摩乳之类）（图 1–54）。

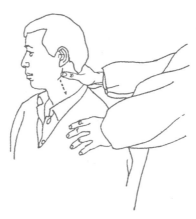

图 1–54　推桥弓法

功效

具有平肝熄风、醒脑提神、降压镇静等功效。临床上常用于治疗肝阳头痛、高血压、神经衰弱等病症。

四、扫散法

扫散法是内功推拿中的一种指擦法。常用于头部两侧，是治疗肝阳上亢重点手法之一。

操作

医生一手扶住病人的头部一侧,另一手拇指桡侧面置于角孙穴,沿发际向耳后方向作快速来回推擦,其余四指微屈助擦。注意来回推擦要靠腕关节摆动,不要靠前臂用力。每侧操作3～5分钟(图1-55)。

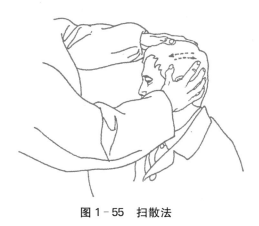

图1-55 扫散法

功效

具有平肝潜阳、醒脑提神、祛风解表等功效。临床上常用于治疗高血压、感冒头痛、脑震荡后遗症等病症。

五、肘压法

肘压法是内功推拿中常用于腰背部的手法。

此法压力大,刺激强。

医生曲肘,用肘尖压病人的腰背治疗部位,沿直线方向缓缓而均匀地向前移动。注意用力平稳,不可时轻时重(图1-56)。

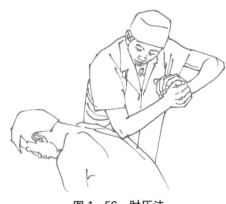

图1-56 肘压法

具有疏通经络、行气活血等功效。临床上常用于治疗风湿痹痛、腰背牵强、椎体肥大等病症。

六、震法

震法是由掌击、拳击、棒击三种手法构成。内功推拿中被应用于全身各部位。施用震法要快速、短暂、利落。

1. 掌击法：医生手指向掌侧微屈，腕掌用力迸紧，用小鱼际或掌根部位击打病人的疾病部位（图 1 - 57）。

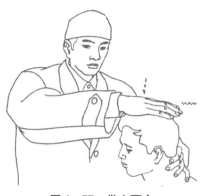

图 1 - 57　掌击百会

2. 拳击法：医生平握空拳，腕部挺直，用拳背平击病人的病位体表（图 1 - 58A、B）。

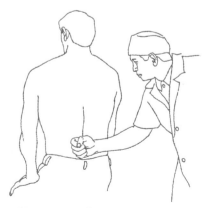

图 1 - 58A　拳击法（击腰阳关穴）

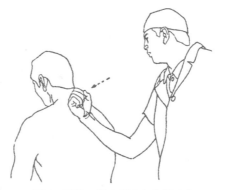

图 1 - 58B　拳击法（击大椎穴）

3.**棒击法**：用特制的具有一定弹性的桑枝棒，击打病人的疾病部位（图 1 - 59）。

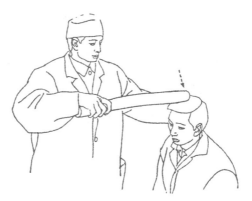

图 1 - 59　棒震百会穴

功效

具有舒筋活络、行气活血、兴奋肌肉等功效。临床上常用于治疗风湿痹痛、肌肤麻木以及内科疾病。

附 桑枝棒制法

用细桑枝十二根,每根粗约 0.5 厘米,长约 40 厘米,去皮阴干;每根用桑皮纸卷紧,并用线绕扎,再把桑枝合起来用线扎紧,用桑皮纸层层卷紧,并用线绕好。外面用布裹紧缝好即成。要求软硬适中,具有弹性,粗细合宜。

七、拍打法

拍打法是内功推拿中常用的一种辅助手法,常常在治疗结束时配合其他辅助手法一起运用。

操作

1. **虚掌拍打法:** 医生五指自然并拢,掌指关节微屈,掌心呈空虚状,以虚掌平稳而有节奏地拍打病人疾病部位(图 1－60A、B)。

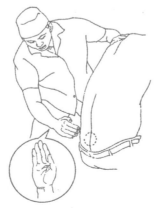

图 1－60A　拍打法(拍打腰阳关)

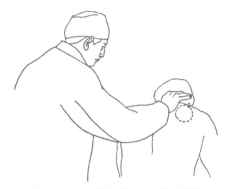

图 1 - 60B　拍打法(拍打斜方肌)

2. 合掌击打法：两手五指掌面相对，指缝微张合掌，以小鱼际着力于治疗部位，以每分钟150～200 次左右的频率连续击打患部。施术时腕关节和前臂协调运力，节奏均匀，肩部放松（图1 - 61）。

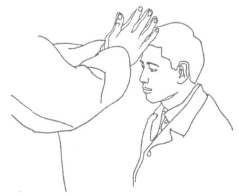

图 1 - 61　合掌击打前额

功效

　　具有放松肌肉、扩张毛细血管、改善微循环，
达到疏经活络、活血止痛的目的。临床上常用于
肩背、头面、腰骶、臀股等部位。

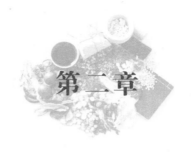

第二章

经络与腧穴

第一节　经络概述

　　经络是指经脉和络脉,主要包括:十二经脉、奇经八脉、十五络脉等。它是祖国医学的重要组成部分。经络分布于全身,纵横交错,内属脏腑,外络肢节,将人体各种器官联成一体,是祖国医学诊治疾病的重要依据。十二经脉和督脉、任脉皆有一定的循行路线,所主病候和所属腧穴,是经络系统的主要部分,故合称十四经。

　　十二经脉又称"正经",是经络系统的主体。它包括手三阴经(手太阴肺经、手厥阴心包经、手少阴心经),手三阳经(手阳明大肠经、手少阳三焦经、手太阳小肠经),足三阴经(足太阴脾经、足厥阴肝经、足少阴肾经),足三阳经(足阳明胃经、足少阳胆经、足太阳膀胱经)。

　　十二经脉在体表的循行分布规律:手三阴经从胸走手;手三阳经从手走头;足三阳经从头走足;足

三阴经从足走腹抵胸。十二经脉相互交接,循行不休,周而复始。气血通过经脉循行,营养周身。

足三阴经分布在胸腹部及下肢内侧,它的排列是太阴在前,厥阴居中,少阴在后;但至小腿下半部及足背,它的排列是厥阴在前,太阴居中,少阴在后。足厥阴经和足太阴经在内踝上八寸处交叉,其走向又形成了太阴在前、厥阴居中。少阴在后。

手三阳经分布在头面、躯干及上肢外侧。在上肢外侧的排列是阳明在前,少阳居中,太阳在后。

足三阳经分布头面、躯干及下肢外侧。在下肢外侧的排列也是阳明在前,少阳居中,太阳在后。

督脉分布在躯干后正中线,任脉分布在躯干前正中线。

经络和推拿治病关系密切。医生常用经络学说的理论作为诊断疾病、指导临床、确定手法补泻的重要理论根据。

第二节　腧穴概述

腧穴就是穴位。在古代,"腧"字与"输"字相通,具有传输的含义。"穴"就是孔隙的意思。腧穴包括十四经穴、经外奇穴、阿是穴三类。十四经穴分布在十二经脉及督脉、任脉的循行路线上。根据文献记载，人体经穴共有三百六十一个。经外奇穴在体表有一定的位置，但不属传统的十四经脉系统。阿是穴是以痛为"腧"，也称压痛点、天应穴、不定穴等。

一、腧穴定位法

临床上常用的定位方法有三种，如骨度分寸定位法、手指同身寸取穴法、人体自然标志取穴法。

（一）骨度分寸定位法

1. 头部

前发际正中至后发际正中折为 12 寸；

耳后两乳突之间折为 9 寸；

2. 胸腹部

天突至歧骨（胸剑联合）折为 9 寸；

两乳头之间折为 8 寸；

歧骨（胸剑联合）至脐中折为 8 寸；

脐中至耻骨联合上缘折为 5 寸。

3. 背部

大椎以下至尾骶折为 21 寸。

4. 上肢部

腋前纹头至肘横纹折为 9 寸；

肘横纹至腕横纹折为 12 寸。

5. 下肢部

大腿外侧，从股骨大转子隆起至膝中折为

19寸；

大腿内侧，从平耻骨联合上缘至股骨内髁上缘折为18寸；

从胫骨内髁下缘至内踝高点折为13寸；

从膝中至外踝高点折为16寸。

（二）手指同身寸取穴法

1. 中指同身寸：以病人中指节屈曲，取两端纹头距离作为1寸；

2. 拇指同身寸：以病人拇指关节的横度折为1寸；

3. 横指同身寸：病人食指、中指、无名指、小指并拢，以中指中节横纹为准，四指宽度折为3寸。此法又称"一夫法"。

（三）人体自然标志取穴法

利用人体自然标志定位取穴，如眉头、发际、肚脐、乳头、爪甲等皆可作为取穴标记。

二、常用腧穴表（图2-1、2、3）

部位	穴名	位置	主治	常用手法
头面部	迎香	鼻翼旁0.5寸，鼻唇沟中	鼻炎、口眼歪斜	一指禅：推、按、揉、抹 少林内功：分法
	四白	目正视，瞳孔直下，当眶下孔凹陷中	面神经瘫痪	一指禅：推、按、揉、抹 少林内功：分法

部位	穴名	位置	主治	常用手法
头面部	颊车	下颌角前上方一横指凹陷中,咀嚼时咬肌隆起处	口眼歪斜、牙痛	一指禅:推、按、点、揉
	下关	颧弓与下颌切迹之间的凹陷中,合口有孔,张口即闭	面瘫、牙痛	一指禅:推、按、揉
	头维	额角发际直上0.5寸	头痛	一指禅:抹、按、揉 少林内功:分法、扫散法
	颧髎	目外眦直下,颧骨下缘凹陷中	口眼歪斜	一指禅:推、按、揉、抹 少林内功:分法
	睛明	目内眦旁0.1寸	眼病	一指禅:推、按
	攒竹	眉头凹陷中	头痛、目赤痛	一指禅:推、按、揉 少林内功:分法
	承浆	颏唇沟的中点	口眼歪斜、牙痛	一指禅:按、揉、抹 少林内功:分法
	人中	人中沟正中线上1/3处	口眼歪斜、昏厥	一指禅:掐、推 少林内功:分法
	天柱	哑门穴旁开1.3寸,当斜方肌外缘凹陷中	项强、头痛、肩背痛	一指禅:推、按、拿 少林内功:提拿、推(擦)
	风府	后发际正中直上1寸	头痛、项强	一指禅:推、点、按、揉
	风池	胸锁乳突肌与斜方肌之间,平风府穴	头痛、感冒、高血压	一指禅:推、按、拿
	百会	后发际正中直上7寸	头痛、头晕、高血压	一指禅:推、按、揉 少林内功:震
	桥弓	耳后翳风到缺盆成一线	头痛、头晕	一指禅:揉、拿、抹 少林内功:推(擦)

部位	穴名	位置	主治	常用手法
头面部	印堂	两眉头连线的中点	头痛、失眠、眩晕	一指禅：推、抹、按、揉 少林内功：分法
	上星	前发际正中直上1寸	头痛、目痛、癫狂、鼻炎	一指禅：推、抹、按 少林内功：五指拿法
	神庭	前发际正中直上0.5寸	头痛、眩晕、失眠、癫狂、鼻炎	一指禅：推、抹、按 少林内功：五指拿法
	阳白	目正视、瞳孔直上、眉上1寸	头痛、目疾、面神经瘫痪	一指禅：推、抹 少林内功：分法
	丝竹空	眉梢端凹陷中	头痛、目痛、面神经瘫痪	一指禅：推、抹 少林内功：分法
	翳风	乳突前下方，贴耳垂后下缘凹陷处	耳鸣、耳聋、面神经瘫痪	一指禅：推、拿、按 少林内功：五指拿法
	率谷	耳尖直上1.5寸处	眩晕、偏头痛	一指禅：推、擦 少林内功：五指拿法、扫散法
	太阳	眉梢与目外眦之间向后约1寸处凹陷中	头痛、眩晕	一指禅：推、按、揉、抹 少林内功：分法、扫散法
胸部	中府	前正中线旁开6寸，平第一肋间隙处	咳喘、胸闷、肩背痛	一指禅：推、按、揉、摩、点 少林内功：平推
	膻中	前正中线，平第四肋间隙处	咳喘、胸闷、胸痛	一指禅：按、揉、擦、点 少林内功：平推
	缺盆	锁骨上窝中央，前正中线旁开4寸	上臂麻痛	一指禅：弹拨、按、点
	天突	胸骨上窝正中	咳喘	一指禅：按、揉、点

部位	穴名	位置	主治	常用手法
腹部	天枢	脐旁2寸	腹泻、便秘、腹痛	一指禅：推、揉、摩、振 少林内功：平推
	大横	脐中旁开4寸	大便秘结、腹痛	一指禅：推、揉、摩、拿 少林内功：平推
	关元	脐下3寸	痛经、遗尿、腹痛腹泻	一指禅：推、揉、摩、拿 少林内功：平推
	气海	脐下1.5寸	腹痛、遗尿、腹泻	一指禅：推、揉、摩 少林内功：平推
	中极	脐下4寸	遗尿、尿潴留、痛经、遗泄	一指禅：推、揉、摩 少林内功：平推
	神阙	脐的中间	腹痛、泄泻	一指禅：揉、摩、振 少林内功：平推
	中脘	脐上4寸	胃痛、呕吐、消化不良	一指禅：推、按、揉、摩 少林内功：平推
背部	大杼	第一胸椎棘突下，旁开1.5寸	发热、咳嗽、项强	一指禅：推、滚、按、揉、点 少林内功：平推、拍打
	风门	第二胸椎棘突下，旁开1.5寸	伤风、咳嗽	一指禅：滚、按、揉 少林内功：平推、拍打
	肺俞	第三胸椎棘突下，旁开1.5寸	咳嗽、气喘	一指禅：推、滚、按、揉 少林内功：平推
	心俞	第五胸椎棘突下，旁开1.5寸	失眠、心悸	一指禅：推、按、滚、揉 少林内功：平推
	脾俞	第十一胸椎棘突下，旁开1.5寸	胃脘胀痛、消化不良、腹泻	一指禅：推、点、按、揉、滚 少林内功：平推

第二章 经络与腧穴

〇五八

部位	穴名	位置	主治	常用手法
背部	胃俞	第十二胸椎棘突下，旁开 1.5 寸	胃痛、腹泻、纳差	一指禅：推、点、按、揉、擦 少林内功：平推
	肾俞	第二腰椎棘突下，旁开 1.5 寸	腹痛、遗精、遗尿、月经不调	一指禅：推、按、揉、擦 少林内功：平推
	气海俞	第三腰椎棘突下，旁开 1.5 寸	遗精、遗尿	一指禅：推、按、揉、擦 少林内功：平推
	大肠俞	第四腰椎棘突下，旁开 1.5 寸	腰腿痛、慢性腹泻	一指禅：推、按、擦、弹拨 少林内功：平推、拍打
	关元俞	第五腰椎棘突下，旁开 1.5 寸	赤白带下	一指禅：推、按、擦、揉、扳 少林内功：平推、拍打
	八髎	第一～四骶后孔中（上髎次髎、中髎、下髎 4 对）	腰腿痛	一指禅：点、按、擦 少林内功：平推、拍打、震
	命门	第二腰椎棘突下	赤白带下	一指禅：推、擦、揉、扳 少林内功：平推、拍打、震
	腰阳关	第四腰椎棘突下	赤白带下	一指禅：推、擦、按、揉、扳 少林内功：平推、拍打、震
	肩井	大推穴与肩峰连线中点	项强、手臂上举不便	一指禅：推、擦、按、拿 少林内功：平推
	长强	尾骨尖下 0.5 寸	腹泻、脱肛	一指禅：按、揉、点 少林内功：平推
	大椎	第七颈椎棘突下	感冒、发热、落枕	一指禅：推、擦、按、揉 少林内功：平推、震

王定东融合推拿治疗图解

部位	穴名	位置	主治	常用手法
背部	膈俞	第七胸椎棘突下旁开1.5寸	呕吐、呃逆、咳嗽气喘,盗汗	一指禅:推、按、揉 少林内功:平推
	肝俞	第九胸椎棘突下旁开1.5寸	胁痛、目赤、肝胆疾患	一指禅:推、按、揉 少林内功:平推
	胆俞	第十胸椎棘突下旁开1.5寸	口苦胁痛、胆囊病患	一指禅:推、按、揉 少林内功:平推
	夹脊	第一胸椎至第五腰椎,各椎棘突下,旁开0.5寸	脊椎疼痛、强直	一指禅:推、擦、点 少林内功:压、平推
上肢部	尺泽	肘横纹中、肱二头肌腱桡侧	肘臂挛痛、咳嗽	一指禅:按、揉、拿、擦 少林内功:平推
	列缺	桡骨茎突上方、腕横纹上1.5寸	咳嗽、气急、头项强痛	一指禅:推、按、揉 少林内功:平推
	太渊	腕横纹桡侧端,桡动脉桡侧凹陷中	咳嗽、气喘、手腕痛	一指禅:按、揉、点 少林内功:平推
	阳溪	腕背横纹桡侧,两筋之间	咽喉肿痛、腕痛	一指禅:掐按拿揉点 少林内功:平推
	手三里	曲池穴下二寸	手臂麻木、酸痛	一指禅:推、拿、按、揉 少林内功:平推
	曲池	屈肘,当肘横纹外端凹陷中	发热、高血压、上臂肿痛、上肢瘫痪	一指禅:拿、按、揉、点 少林内功:平推
	肩髃	肩峰前下方,举臂时呈凹陷处	肩膀痛	一指禅:推、按、揉、搓 少林内功:提拿
	极泉	腋窝正中	臂肘冷麻	一指禅:弹拨、拿、点
	少海	屈肘,当肘横纹尺侧端凹陷中	肘关节痛	一指禅:弹拨

部位	穴名	位置	主治	常用手法
上肢部	神门	腕横纹尺侧端，尺侧腕屈肌腱的桡侧凹陷中	怔忡、失眠	一指禅：拿、按、揉、点
	后溪	第五掌指关节后尺侧，横纹头赤白肉际	头项强痛、咽痛	一指禅：按、拿
	肩贞	腋后皱襞上1寸	肩关节酸痛、活动不便	一指禅：拿、揉、按、擦、点 少林内功：平推
	天宗	肩甲骨同下窝的中央	项强、肩背酸痛	一指禅：推、擦、按、揉、点
	曲泽	肘横纹中，肱二头肌腱尺侧缘	肘关节疾病	一指禅：拿、按、揉、 少林内功：平推
	秉风	肩甲骨同上窝中	肩甲疼痛、上肢酸麻	一指禅：推、按、揉、擦、点 少林内功：平推、拍打
	曲池	屈肘横纹末端凹陷处	上感发热、肘臂肿痛、高血压	一指禅：擦、拿、按、揉 少林内功：平推
	合谷	手背第一、二掌骨间，约与第二掌骨中点相平处	头痛、目赤、牙痛、喉痛、腹痛、便秘、面瘫	一指禅：拿、按 少林内功：提拿
	内关	腕横纹上2寸，掌长肌腱与桡侧腕屈肌腱之间	胃痛、呕吐、胸闷	一指禅：推、按、揉、拿、点 少林内功：平推
	阳池	腕背横纹中，指总伸腱尺侧缘凹陷	腕痛	一指禅：推、按、揉、拿 少林内功：平推
	外关	腕背横纹上2寸，桡骨与尺骨之间	头痛、发热	一指禅：推、擦、按、揉、拿 少林内功：平推
	肩髎	肩峰外下方，肩髃穴后寸许凹陷中	肩臂酸痛	一指禅：推、擦、拿、点 少林内功：拍打、平推

部位	穴名	位置	主治	常用手法
下肢部	髀关	髂前上棘与髌骨外缘连线上,平臀沟处	腰腿痛、下肢麻木	一指禅:按、拿、㨰、点、弹拨 少林内功:平推
	伏兔	髌骨外上缘上 6 寸	下肢痛麻酸楚	一指禅:㨰、按、揉 少林内功:平推
	梁丘	髌骨外上缘上 2 寸	膝痛酸麻	一指禅:㨰、按、点、拿 少林内功:平推
	足三里	犊鼻穴下 3 寸,胫骨前棘外一横指处	腹痛腹泻、便秘、神经衰弱、高血压	一指禅:推、按、点、拿 少林内功:平推
	上巨虚	足三里穴下 3 寸	腹痛、腹泻	一指禅:拿、㨰、按、揉 少林内功:平推
	血海	髌骨内上方 2 寸	膝痛、妇科病	一指禅:点、按、拿 少林内功:平推
	丰隆	外膝眼与外侧踝尖连线之中点	狂痫、下肢痿痹、咳嗽多痰	一指禅:推、按、揉、拿 少林内功:平推
	解溪	足背踝关节横纹中央两筋间	踝关节疾患	一指禅:按、拿、掐、点 少林内功:平推
	殷门	臀沟中央下 6 寸	坐骨神经痛、腰痛	一指禅:点、压、拍、㨰、拿
	三阴交	内踝上 3 寸,胫骨内侧面后缘	失眠、遗尿、妇科病	一指禅:按、点、拿
	阴陵泉	胫骨内侧髁下缘凹陷中	膝关节酸痛、尿潴留	一指禅:推、按、点、拿 少林内功:平推
	秩边	第四骶椎下,旁开 3 寸	腰骶痛、下肢痿痹	一指禅:㨰、拿、按、点、弹拨
	委中	窝横纹中央	腰痛、膝关节屈伸不利	一指禅:㨰、按、揉、点、拿 少林内功:平推

部位	穴名	位置	主治	常用手法
下肢部	承山	腓肠肌两肌腹之间凹陷顶端	腰腿痛、腓肠肌痉挛	一指禅：按、点、拿
	昆仑	外踝与跟腱之间凹陷中	踝关节扭伤、腰痛	一指禅：按、点、拿
	涌泉	足底中，人字形凹陷处	高血压、小儿发热	一指禅：按、点、拿 少林内功：平推
	居髎	髂前上嵴与股骨大转子连线的中点	腰腿痛	一指禅：揉、点、按
	环跳	股骨大转子与骶裂孔连线外 1/3 与内 2/3 交界处	腰腿痛、坐骨神经痛	一指禅：按、点、揉
	承扶	臀横纹中点处	腰痛、下肢、痛	一指禅：揉、点
	下巨虚	足三里穴直下 6 寸	腹痛、腹泻	一指禅：推、拿、按 少林内功：平推
	阳陵泉	腓骨小尖前下方凹陷中	膝关节酸痛、偏瘫	一指禅：点、按、拿 少林内功：平推
	丘墟	外踝前下方凹陷中	踝关节痛	一指禅：按、点、拿、揉 少林内功：平推
	太冲	足背，第一、二跖骨之间凹陷中	高血压、眩晕	一指禅：按、点、拿

王定东融合推拿治疗图解

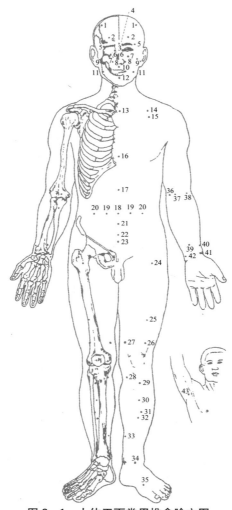

图 2-1 人体正面常用推拿腧穴图

1.头维　2.阳白　3.印堂　4.攒竹　5.丝竹空　6.睛明　7.四白
8.迎香　9.下关　10.人中　11.颊车　12.承浆　13.天突　14.云
门　15.中府　16.膻中　17.中脘　18.神阙　19.天枢　20.大横
21.气海　22.关元　23.中极　24.髀关　25.伏兔　26.梁丘
27.血海　28.阴陵泉　29.足三里　30.上巨虚　31.丰隆　32.下
巨虚　33.三阴交　34.解溪　35.太冲　36.少海　37.曲泽
38.尺泽　39.内关　40.列缺　41.太渊　42.神门　43.极泉

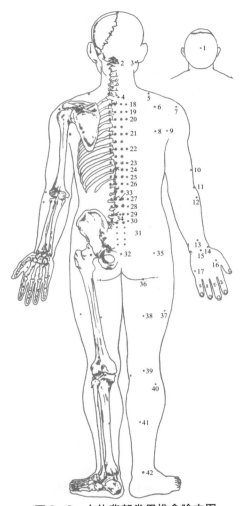

图 2-2　人体背部常用推拿腧穴图

1.百会　2.风府　3.翳风　4.大椎　5.肩井　6.秉风　7.肩髃
8.天宗　9.肩贞　10.五里　11.曲池　12.三里　13.外关　14.阳
溪　15.阳池　16.合谷　17.后溪　18.大杼　19.风门　20.肺俞
21.心俞　22.膈俞　23.肝俞　24.胆俞　25.脾俞　26.胃俞
27.肾俞　28.气海俞　29.大肠俞　30.关元俞　31.八髎　32.长
强　33.命门　34.阳关　35.环跳　36.承扶　37.风市　38.殷门
39.委中　40.阳陵泉　41.承山　42.昆仑
　　　注：⊙为华佗夹脊穴，左右是 34 穴。

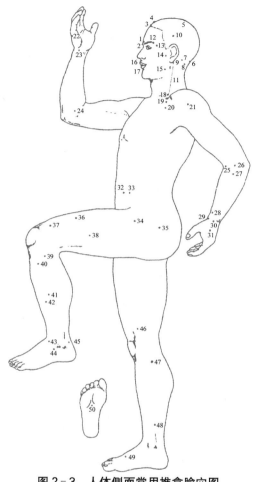

图 2－3　人体侧面常用推拿腧穴图

1.印堂　2.攒竹　3.神庭　4.上星　5.百会　6.风府　7.天柱
8.风池　9.翳风　10.率谷　11.桥弓　12.丝竹空　13.太阳
14.下关　15.颊车　16.人中　17.承浆　18.缺盆　19.云门
20.中府　21.肩髃　22.后溪　23.神门　24.少海　25.尺泽
26.曲池　27.手三里　28.列缺　29.太渊　30.阳溪　31.合谷
32.天枢　33.大横　34.居髎　35.环跳　36.伏兔　37.梁丘
38.风市　39.阳陵泉　40.足三里　41.丰隆　42.下巨虚.　43.解
溪　44.丘墟　45.昆仑　46.血海　47.阴陵泉　48.三阴交
49.太冲　50.涌泉

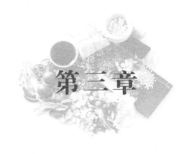

第三章

常见病的治疗

第一节　颈椎病

颈椎病又名颈椎综合征，中老年人发病较多。主要是颈椎间盘发生慢性退行性病变，而引起头、颈、肩、臂等部位麻木疼痛，甚至影响肢体功能。一般都采用保守治疗，在排除颈椎结核、脊髓肿瘤等情况下，一般都可用推拿治疗，临床效果较好。

手法

㨰、揉、按、牵拉、摇、拍打。

取穴及部位

风池、大椎、天柱、桥弓、肩井、曲池、合谷以及肩背部等。

施术

1. 用轻柔的㨰法㨰大椎及两肩井，约10分钟（图3-1）。单手拿风池（图1-8）、天柱（图3-2），再以两拇指按揉两肩井,双手提拿肩背斜方肌(图 3－3),反复操作约 5 分钟。

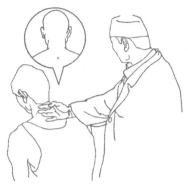

图 3－1　擦大椎、肩井

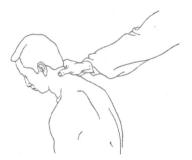

图 3－2　拿天柱

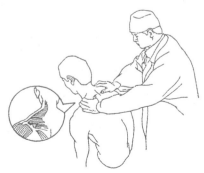

图 3－3　提拿肩背斜方肌

2. 作颈椎牵拉法，操作约 10 分钟（图 1 -
46），在牵拉过程中，可以配合颈椎牵提作左右旋
转（图 3 - 4），先向健侧缓缓旋转至 45°，再向病侧
旋转至 45°，左右各三次。而后一手按住病人肩
头，一手扶住病人头顶，同时向相反方向缓缓用
力分离（图 3 - 5），间歇进行三次。再用同法施于
另一侧。

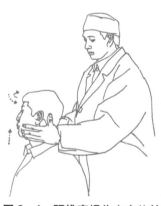 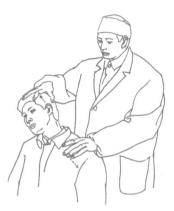

图 3 - 4　颈椎牵提作左右旋转　　　图 3 - 5　颈椎分离法

3. 推桥弓法（图 1 - 54），每侧约 2 分钟，然
后重复本节"施术 1"操作。再以提拿上肢（图
3 - 6A、B、C），理掌背（图 3 - 7），理五指（图 3 -
8），劈指缝（图 3 - 9），击掌（图 3 - 10），抖肩臂
（图 3 - 11），提拿合谷（图 3 - 12），搓上肢（图 1 -
22）。

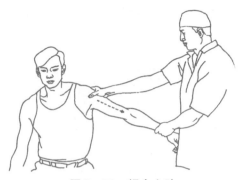

图 3 - 6A 提拿上肢

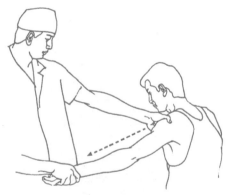

图 3 - 6B 提拿上肢

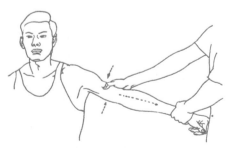

图 3 - 6C 提拿上肢

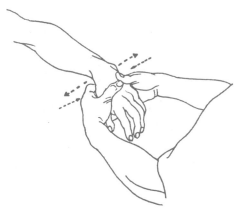

图3-7 理掌背

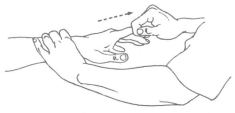

图3-8 理五指

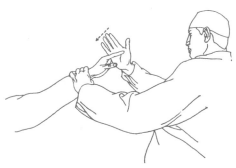

图3-9 劈指缝

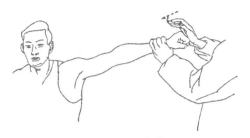

图 3 - 10　击掌

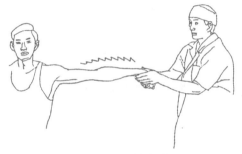

图 3 - 11　抖肩臂

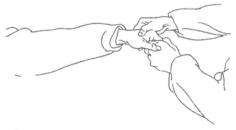

图 3 - 12　提拿合谷(内功拿法)

注意事项

　　1. 每天或隔天治疗一次,每次约 30 分钟,手法要轻柔,不可粗暴。施用扳法时,不要强求弹响声。

2. 治疗期配合中药服用,配合颈部功能锻炼,再用格里森氏牵引法,牵引重量为 2~3 公斤,时间为每天 2~3 小时(附图 1)。

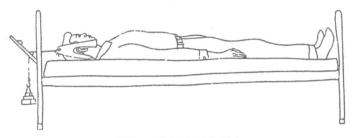

附图 1 格里森氏牵引法

3. X 线摄片如有颈椎体移位或疑有其他疾病时,不宜用此手法治疗。

4. 颈椎病患者的枕头要适中,不宜太高或者过低。

第二节 落枕

落枕又叫"失枕",是伤科推拿中常见的疾病。常因睡眠姿势不当或扭伤、肩挑重物使颈部肌肉损伤等因素,造成病人一侧胸锁乳突肌或斜方肌出现痉挛、局限性疼痛、僵硬等症状。轻者 1~2 天可以自愈,重者常可延续数周,推拿对本病疗效较佳。

中老年患者如反复出现落枕情况者,应拍摄颈部 X 线摄片诊治。

推、拿、㨰、按、揉、拍打等。

取穴及部位

风池、天柱、桥弓、肩井、曲池、合谷以及斜方肌部位等。

施术

1. 用㨰法交替㨰两侧斜方肌(图 3 - 13),约10 分钟。

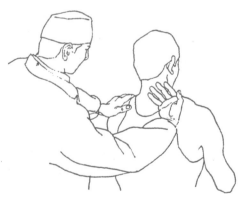

图 3 - 13 㨰斜方肌

2. 推桥弓(图 1 - 54),拿风池(图 1 - 8),拿天柱(图 3 - 2),拿肩井(图 1 - 9),以上操作可以重复3~5 次。

3. 操作同本章第一节"颈椎病"的"施术 2"。

4. 重复"施术 1"法操作 3～5 分钟,配合热敷,拍打患侧斜方肌 3～5 下(图 1-60A、B),拿患侧曲池(图 3-14),提拿合谷(图 3-12),最后按双侧肩井(图 1-14)。

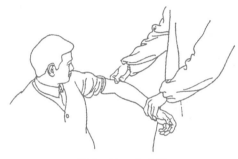

图 3-14　拿曲池

注意事项

1. 手法宜轻快柔和,施行扳法时,不可强求有弹响声。

2. 手法结束后可配合热敷。

3. 症状较重者,注意适当卧床休息。

4. 中老年患者反复出现落枕情况者,应拍摄颈部 X 线摄片诊治。

第三节　腰椎间盘突出症

由于腰椎间盘发生萎缩性退变、损伤,使纤维环部分或全部破裂,导致髓核组织从破裂的纤维环处向外膨出,压迫脊神经根或脊髓,产生腰部疼痛和下肢坐骨神经疼痛,下腰部疼痛,下肢放射痛,小腿外侧、足背、足跟等部麻木感以及腰脊柱畸形改变等一系列症状。临床上分类方法较多,根据推拿治疗此病的特点,把它分成活动型(幼稚型)和固定型两大类。推拿治疗活动型(幼稚型)效果较明显,对固定型病人也同样能减轻其症状。

推拿治疗此病虽有显著疗效,但对患有高血压、心脏病和糖尿病及明显骨质病变者(如椎体骨刺、椎弓峡部骨折、骨结核、骨肿瘤等),都属推拿禁忌症。

手法

㨰、扳、按、搓、揉、点、背、按压等。

取穴及部位

委中、承山、昆仑、涌泉以及腰背部、臀部等。

施术

1. 㨰背部两侧膀胱经,两侧各上下往返 3~5 遍(图 3 - 15),再用拇指按揉背部膀胱经 2~3 遍(图 3 - 16),解除背部肌肉痉挛。然后,重点㨰病痛部位约 10 分钟,再沿膀胱经从腰骶部、臀部㨰向下肢至承山穴（图3－17A、B），再向上回搽，上下往返3～5遍，约10分钟。

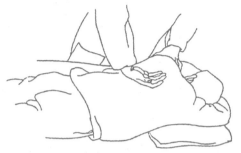

图3－15　背部两侧膀胱经，然后重点搽病变部位

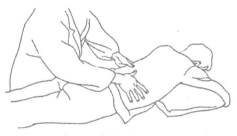

图3－16　拇指按揉膀胱经

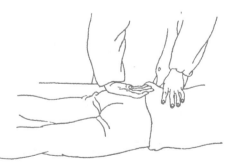

图3－17A　从腰骶搽向臀部，经大腿后侧搽向承山

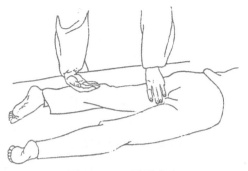

图 3－17B 搓承山穴

2. 脊椎牵拉法：病人俯卧，医生两手分别拉住病人腋下，助手握住病人两踝，两人缓缓对抗用力牵拉，约 5 分钟（图 3－18）。

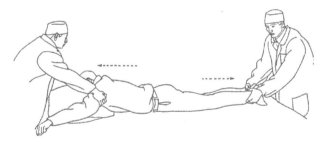

图 3－18 脊椎牵拉法

3. 提腿压背法：助手帮助固定一侧下肢，医生一手按压住病人的腰骶部，另一手握住病人踝上，缓缓用力提拉，使其过伸到最大限度，稍许活动几下腰骶，按压住腰骶部的手用力一按，握住踝部的手顺势一拉，可听到"咯咯"响声。根据腰痛部位，一般提拉患侧下肢（图 3－19）。

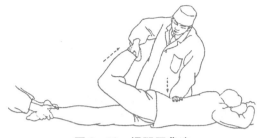

图 3-19　提腿压背法

4.腾腿压背法：助手双手握住病人的踝上部，提起，使腹部腾空。医生双手掌重叠按压法，按压病人的病变棘突，先轻轻试按几下，然后顺着病人的呼吸时蓦然用力按压，可以听到"咯咯"的响声（图 3-20）。

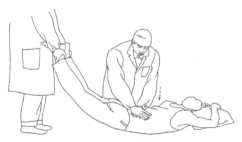

图 3-20　腾腿压背法

5.脊椎牵拉重按法：病人俯卧，上腹部及骨盆处各垫一个枕头，约 15 厘米左右高度。助手两人，一人拉住病人腋下，另一人拉住两踝，同时用力作对抗牵引。医生双手重叠按压腰痛部位，连续垂直用力按压 30～40 次（图 3-21）。

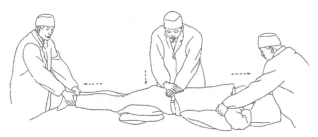

图 3‑21 脊椎牵拉重按法

6.病人侧卧位,下面的下肢屈曲,上面的下肢伸直,医生立于病人的后侧,用摋法摋下肢的外侧,上下往返 3～5 遍,约 5 分钟(图 3‑22)。然后使病人上面的下肢屈曲,下面的下肢伸直,用斜扳法(图 1‑41)。病人翻身转身,仍保持下面的下肢屈曲,上面的下肢伸直,医生仍立于病人的后侧,用同样的摋法,操作 3～5 遍,约 5 分钟,改上面的下肢屈曲,下面的下肢伸直,用斜扳法。

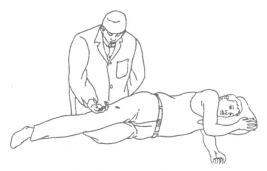

图 3‑22 摋下肢外侧

7.摋大腿前侧,经膝关节再沿小腿前外侧摋

向足背(图 3 - 23),上下往返 3～5 遍,约 5 分钟,
一侧操作完毕,用同样的方法操作另一侧。

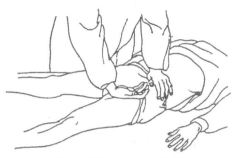

图 3‑23A　搓大腿前侧

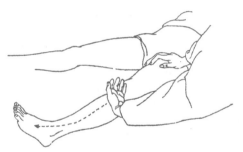

图 3‑23B　经膝关节搓向小腿前外侧

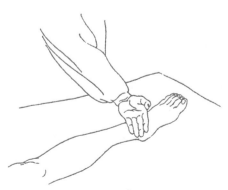

图 3‑23C　搓向足背

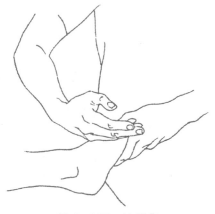

图 3‒23D 搽足背

8.医生一手掌托住病人的足跟,一手掌扶病人的膝盖,使病人屈髋屈膝(图 3‒24A);然后用力向腹部揿压,并乘势向内,向外旋转3~5 次(图 3‒24B);接着再作屈伸3~5 次(图 3‒24C);最后,拿委中、承山(图 1‒10A、B),点昆仑(图 3‒25A),点涌泉(图 3‒25B),搓下肢(图 1‒24)。

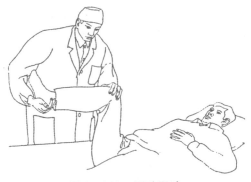

图 3‒24A 屈髋屈膝

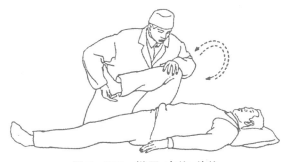

图 3-24B 撬压,内旋,外旋

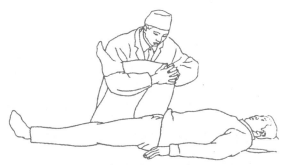

图 3-24C 双手环抱膝关节,下肢搁在医生的上臂上

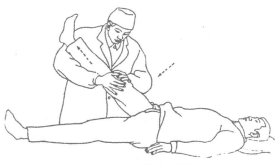

图 3-24D 使患肢伸直

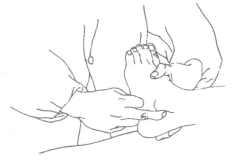

图 3－25A　点昆仑

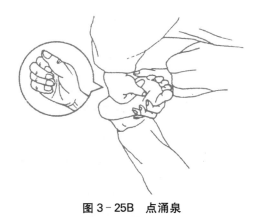

图 3－25B　点涌泉

注意事项

1. 首先明确诊断，排除脊椎骨质病变。对于中央型突出者，推拿疗效较差。

2. 治疗期间，注意卧硬板床休息，并注意腰部保暖，可配合热敷，或配合骨盆牵引法。具体方法是：将脚部床脚垫高约 15 厘米，牵引重量为 15～20 千克，每天一次，每次 2 小时，一般一个半月至二个月为一个疗程(附图2)。

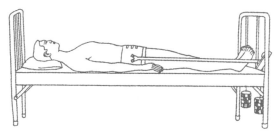

附图2　骨盆牵引法

3.对于长期保守治疗不见好转者,应作手术治疗。

第四节　增生性脊椎炎

增生性脊椎炎亦称肥大性脊椎炎、退行性脊椎炎。发病多在 40 岁以上,男性多于女性。早期症状是腰部酸痛强直,影响到臀部及下肢不能久坐。急性发作时,常表现为腰部一侧或两侧剧烈疼痛,不能前俯后仰,转侧不便;咳嗽时,则疼痛加剧,行走困难。拍摄 X 线片,常可见到脊柱正常生理弧度改变,椎体外缘呈不同程度的唇样骨质增生。

滚、按、扳、擦、拿、揉。

委中、阳陵泉、承山、昆仑以及骶棘肌、腰部、臀部等。

施术

1. 用掌根揉两侧骶棘肌，以解除痉挛（图 3 - 26），然后用㨰法施于病变处及两侧。同时配合后抬腿被动运动（图 3 - 27），约 10 分钟。然后从腰部向下㨰，沿膀胱经经臀部至承山，再从承山向腰部回㨰，这样上下往返 3～5 次，使肌肉松弛（图 3 - 15）。用同样手法操作另一侧。继而医生一手按腰，一手前臂托两膝上缘，使其腰部过伸，医生两臂同时对抗用力，弹压 3～5 次，使脊椎关节松解灵活（图 1 - 44）。

2. 医生立于病人的身前方，斜扳腰椎，左右各一次（图 1 - 41）。

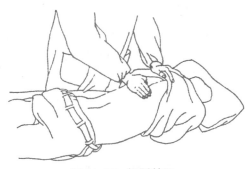

图 3 - 26 揉骶棘肌

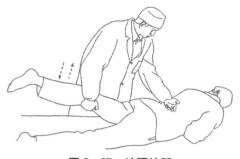

图 3－27　揉腰抬腿

3. 病人仰卧,医生立于病人的右侧,用"肩膝对牵法"的操作手法(图 1－48)。然后再一手托病人的足跟,用极度"屈髋压膝"的操作手法(图 3－24A、B)。然后,医生将托病人的足跟的一手去扶住病人的膝关节外侧,将病人的小腿搁在医生的臂上,伸直并抬高其患肢,这样连续重复 3～5 次。继而向内向外旋转膝关节,各 3～5 次(图 3－24C、D),拿委中、承山(图 1－10A、B),拿阳陵泉(图 3－28),点昆仑(图 3－25A)。以上操作可以松解腰臀部软组织粘连,滑利腰骶关节。

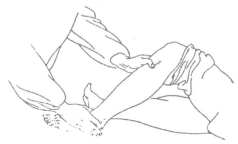

图 3－28　拿阳陵泉

4. 用掌根横擦病人腰部的病变处,使之发热(图 3 - 29),配合热敷、拍打(图 3 - 30),温经通络,搓腰(图 3 - 31)。

注意事项

1. 每天或隔天一次,每次操作 20～30 分钟。7～10 次为一个疗程。手法不可粗暴,要以病人能忍受为宜。

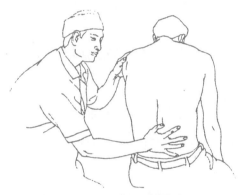

图 3 - 29　掌根横擦腰部

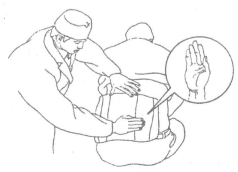

图 3 - 30　热敷、拍打

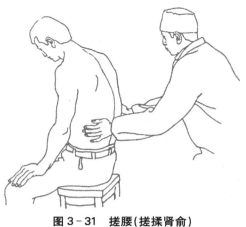

图 3－31　搓腰(搓揉肾俞)

2. 治疗期间,注意腰部的保暖,也可配合腰部的适当体育锻炼。

3. 施行手法治疗前,应拍摄 X 线片,如有腰椎滑脱现象者,不宜此手法治疗。

第五节　急性腰扭伤

急性腰扭伤,俗称"闪腰""岔气",多见于体力劳动者。扭伤后往往伴有严重的腰背疼痛,活动受限。如不及时治疗,则容易转变成慢性腰痛。推拿是治疗急性腰扭伤的比较有效的临床措施。

滚、按、揉、点、拍打、搓。

居髎、环跳、委中、承扶、殷门、承山、昆仑以及腰部等。

施术

1. 以掌根按揉背部，解除背部的肌肉痉挛（图3－15）。然后，用轻揉的㨰法㨰背部两侧膀胱经，约10分钟。接着重点㨰病痛部位，手法由轻到适当加重，但以病人能忍受为宜。

2. 点居髎、环跳（图1－13），用同一手法点承扶、殷门、委中、承山、昆仑（图3－32A、B）。

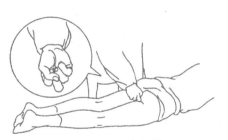

图3－32A　点承扶

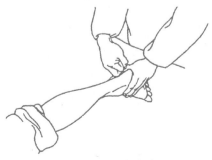

图3－32B　点昆仑

3. 操作同"腰椎间盘突出症"的"施术 8"。

4. 腰部斜扳法（图 1 - 41）。

5. 医生位于病人的身后，一手扶住病人的肩部，一手在病人的腰伤部位施以滚法，同时边滚边作前俯、侧屈被动运动（图 3 - 33），操作 5 分钟。

6. 配合热敷，拍打（图 3 - 30），最后搓揉腰部（图 3 - 31）。

注意事项

1. 卧床休息，腰部制动一周。

2. 医生手法要柔和，不宜过重。

3. 治疗期间可以配合热敷。

4. 对怀疑有腰椎骨折，或者骨质疏松的患者，不宜此手法治疗。

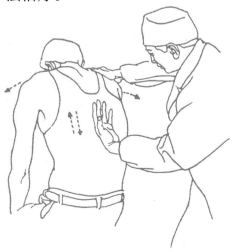

图 3 - 33　滚腰前俯、侧屈被动运动

第六节 骶髂关节急性扭伤

由于骶髂关节是一个微动关节,常因体位不正,肌肉平衡失调,遭受外力冲撞挤压,使单侧或双侧骶髂关节错位,关节韧带损伤。病人下腰部骤然疼痛,活动受限,行走时,则疼痛加剧,骨盆分离试验及骨盆挤压试验均为阳性。伤科推拿对此病有显著疗效。

手法

擦、揉、点、扳、牵拉等。

取穴及部位

环跳、秩边、承山以及腰背部等。

施术

1. 医生用掌根按揉病人的腰背骶棘肌(图3-26),以解除痉挛。然后在病变处,用轻柔的擦法擦10分钟。继而,经臀部擦两下肢后侧至承山,上下往返3～5遍(图3-17),约10分钟。再点环跳(图1-13),秩边,用同一手法按委中、承山(图3-34)。

2. 提腿压腰法:(见"腰椎间盘突出症"的"施术3")。

3. 腰椎斜扳法:(图1-41)。

4. 屈髋屈膝,内旋,外旋,屈伸(图 3 – 24A、B、C、D),拿委中,承山(图 1 – 10A、B),健侧下肢也以同样方法操作。最后,搓下肢(图 1 – 24)。

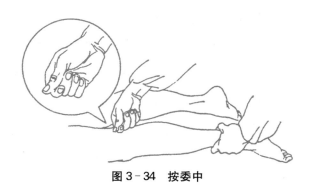

图 3 – 34　按委中

注意事项

1. 病人治疗期间,应卧床休息 3～4 周,使损伤的软组织得以修复。

2. 病人在术前应作 X 线摄片检查,以明确是否存在强直性脊椎炎或骶髂关节结核等病变。

第七节　偏瘫

偏瘫又称"偏枯"。是脑血管意外或其他脑部病变引起的后遗症。病人单侧上下肢瘫痪无力,口眼歪斜,舌强语涩。推拿治疗此病,可以促进肢体功能早日恢复。

手法

擦、推、按、点、搓、拿、内功推拿。

取穴及部位

印堂、阳白、太阳、百会、攒竹、睛明、眼眶、丝竹空、率谷、风池、眉弓、迎香、人中、承浆、翳风、风池、风府、大椎、桥弓、肩井、腰背、八髎、髀关、环跳、殷门、委中、承山、昆仑、阳陵泉、解溪等。

辨证施术

二、 一指禅推拿法

1. 病人仰卧,医生位于患侧,用擦法施于上肢,由腕部至肩关节,上下来回擦3~5遍(图3-35),约5分钟。然后,用拇指按揉肩关节、肘关节、腕关节(图3-36)。

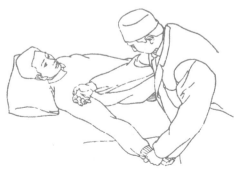

图 3-35　擦上肢

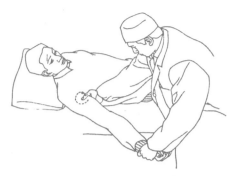

图 3‑36　拇指按揉肩、肘、腕

2. 搓下肢,经膝关节沿小腿前外侧向足背搓（图 3‑23B、C、D）,上下往返 3 遍,约 10 分钟。

3. 用搓法施于胸腰背,腰骶部及患侧臀部的大腿（图 3‑15、16、17）,搓腘窝（图 3‑37）,搓小腿、足跟（图 3‑38）,往返 3～5 遍,约 10 分钟。

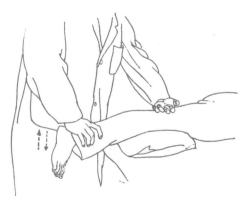

图 3‑37　搓腘窝手法:病人患侧膝盖下垫一枕头,高约 10～15 厘米,医生立于病人患侧,一手搓病人的腘窝,一手握住病人的踝上,间歇地用力向下撤压,边搓边做被动运动,约 3～5 分钟。手法要轻柔,以病人能忍受为宜

4. 掌根按揉胸腰背部(图3－26)，尺骨鹰嘴点环跳、殷门(图1－13)，中指屈节点揉委中、承山、昆仑(图3－32A、B)，约5分钟。

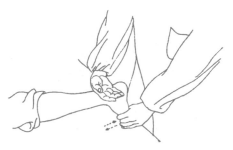

图3－38　搓小腿、足跟

5. 施用一指禅推法，在头面部的基本操作手法：

① 推额面部：病人正坐，医生立于病人右侧，左手扶住病人的头部，使之固定，右手以大拇指偏峰为着力，五指呈扇形散开，运用腕操作。自印堂直线向上至发际，上下来回3～5次。推时拇指着力处要吸定皮肤，用力均匀深透，切忌飘浮无力(图1－7)。

以同样操作方法，再由印堂穴经阳白穴至太阳穴，双侧轮换(图3－39)，每侧往返3～5次。

以同样操作方法，从印堂穴经攒竹穴至睛明穴，略作停留，沿上眼眶经目外，沿下眼眶至睛明穴，这样往返3～5次，再由睛明穴经攒竹穴回到印堂穴。以同样操作方法，推另一侧眼眶。注意在操作时不要触痛病人的眼球，手法要轻松柔和，

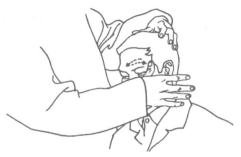

图 3-39　印堂⇌阳白⇌太阳

在操作上眼眶时，一般用拇指掌面端（图 3-40）。

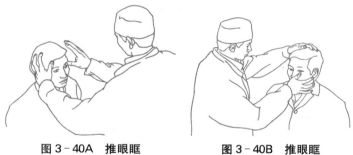

图 3-40A　推眼眶　　　　　图 3-40B　推眼眶

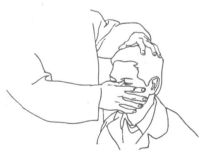

图 3-40C　推眼眶

② 揉额：用大鱼际揉法，从右侧太阳穴经丝竹

空、前额至左侧丝竹空太阳穴。再从左侧太阳穴，以同样操作方法回到右侧太阳穴，往返3～5次（图3－41）。

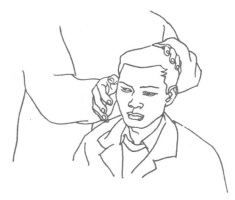

图3－41　大鱼际揉太阳

③ 抹额：用拇指指掌面交叉、抹前额印堂穴，然后分抹阳白穴、太阳穴（图3－42）。

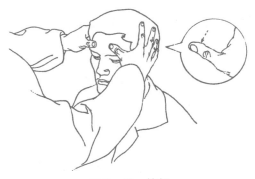

图3－42　抹额

④ 按揉太阳：用双手拇指指掌面吸定双侧太

阳穴,同时用力顺时针方向旋转,按揉双侧太阳穴,要有酸胀感(图3-43)。

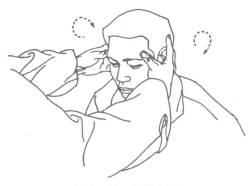

图3-43 按揉太阳

⑤ 抅、拿法:食、中两指并拢,微屈成钩状,以食指第二、三节桡侧缘着力,分别从两侧太阳穴起,经率谷穴至翳风穴止(图1-31)。紧接着换成单手,顺势拿风池(图1-8)。

再以拇指指端点风府片刻(图1-11),顺势抹向大推穴,按揉半分钟。

⑥ 推颈:用一指禅推法,从风府穴,沿颈椎向下至大椎穴,上下往返3～5次(图3-44)。

以上①～⑥是一指禅推拿头面部常用的基本操作手法。在治疗此病的过程中,太阳、百会、风池等穴应作重点施术,然后,拿肩井(图1-9),搓两上肢(图1-22)。

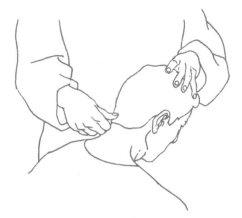

图 3 - 44　推颈(风府⇌大椎)

二、少林内功推拿法

1. 分额(图 3 - 45A);分眉弓(图 3 - 45B);分迎香(图 3 - 45C);分人中(图 3 - 45D);分承浆(图 3 - 45E);五指拿法(图 1 - 53);推桥弓(图 1 - 54);扫散法(图 1 - 55),约 5 分钟。

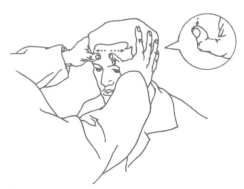

图 3 - 45A　分额

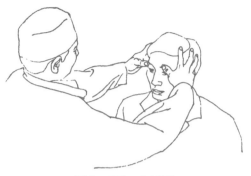

图 3‑45B　分眉弓

2. 平推腰背（图 1 - 52），平推骶部（图 3 -
46），约 5 分钟。

3. 提拿上肢（图 3 - 6A、B、C）。用指掌面平推
手三阴经（手太阳肺经、手厥阴心包经、手少阴心
经），注意上下幅度要拉得开，上要到腋下，下要至
腕部横纹，用力要均匀一致（图 3 - 47），约 5 分钟。

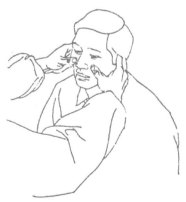

图 3‑45C　分迎香

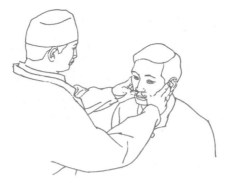

图 3 - 45D　分人中

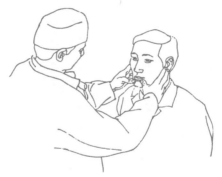

图 3 - 45E　分承浆

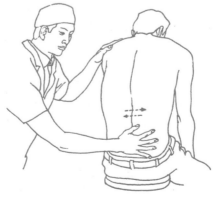

图 3 - 46　平推骶部

再用掌根平推手三阳经。注意用大鱼际、小鱼际、掌根三处着力，平推手三阳经（手阳明大肠经、手太阳小肠经、手三阴少焦经）；上要推到肩部，下要推至腕部，上推时用力，下推时顺其势，不需用力（图3-48），约5分钟。

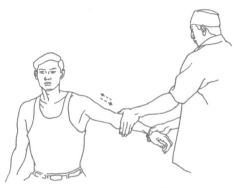

图3-47　平推手三阴经

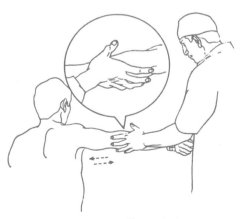

图3-48　平推手三阳经

4.双手提拿下肢(图 3‐49)。重点拿阳陵泉
(图 3‐28),委中(图 1‐10A),拿解溪(图 3‐50),
平推大腿及小腿前外侧(图 3‐51);平推足背(图
3‐52),约 5 分钟。

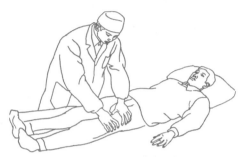

图 3‐49　提拿下肢

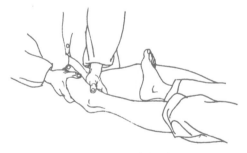

图 3‐50　拿解溪

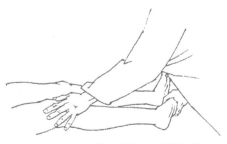

图 3‐51　平推大腿及小腿前外侧

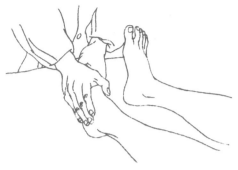

图 3‑52 平推足背

再屈髋屈膝，摇髋（图 3‑24），摇踝（图 1‑28）。

5. 重复本节"少林内功推拿法""1"操作手法。最后，震百会（图 1‑57），大椎（图 1‑58B），八髎（图 3‑53）。

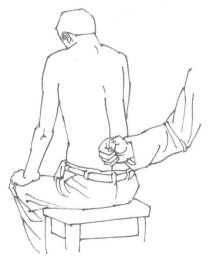

图 3‑53 震八髎

1. 一般中风后两星期即可推拿治疗。

2. 稳定病人的血压,控制感染。

3. 安定病人的情绪,生活要有规律,忌烟、酒及高脂肪食物。

4. 病情好转后,鼓励病人适当地活动锻炼,促使其肢体早日恢复功能。

第八节　胸椎小关节紊乱症

患者由于损伤因素,常可导致胸椎后关节、肋脊关节、肋骨横突关节发生错位或滑膜嵌顿,从而刺激或压迫了有关感觉神经,引起胸背疼痛加剧、活动困难。

推拿治疗此病有显著的功效。但要诊断明确,应与胸椎其他骨质病变相鉴别。

手法

擦、揉、搓、牵拉、扳、按压。

取穴及部位

肩井、胸背部。

施术

1. 掌根按揉病人的整个胸背(参考图 3 - 26),

约5分钟，以解除肌肉痉挛。然后，搓胸背两侧膀胱经(图3-15)，约5分钟，再重点搓挫伤的部位，约5分钟。

2. 腾腿压背法(图3-20)。

3. 提腿压背法(图3-19)。

4. 旋转复位法：此法常用于棘突偏斜的病人。医生坐在病人的患侧，一手拇指顶压住偏斜棘突，另一手握住病人的对侧肩部(图3-54A)。然后，使病人前屈，面向医生旋转，待脊椎旋转力传到按住棘突的拇指时，如感到指下有椎体轻微移动，示意复位成功(图3-54B)。

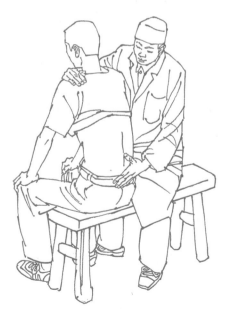

图3-54A　旋转复位预备势

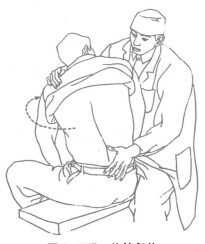

图 3－54B　旋转复位

再用掌根按揉法,按揉背部两侧膀胱经(参考图 1－19),拿肩井(图 1－9),搓胸背(图 3－55)。

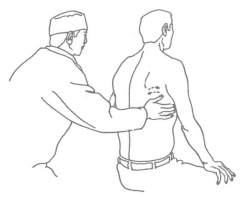

图 3－55　搓胸背

注意事项

1. 在操作过程中,听到"咯咯"响声,表示手法成功。

2. 在运用手法的同时，可以配合中药治疗。

3. 注意与其他胸椎骨质病变相鉴别。

第九节　胸廓出口综合征

胸廓出口综合征是锁骨下动脉、静脉和臂丛神经，在锁骨与第一肋间的狭窄部位中受到压迫而产生的一组症候群。病人常有肩臂疼痛，呈边行性发展，影响到颈、肩，内侧臂及手部尺侧。有些病人疼痛还向前胸、肩胛骨旁区放射，锁骨上窝常有压痛，患肢表现麻木疼痛、皮肤温度下降、苍白、静脉怒张、水肿、手指发僵、紫绀等，容易疲劳。

大部分这类病人经过推拿，症状都能得到明显改善。

手法

㨰、按、揉、拿、抖、搓、捻、擦等。

取穴及部位

风池、肩井、缺盆、桥弓、斜方肌、两上肢等。

施术

1. 㨰法：㨰两侧斜方肌（图 3 - 13），约 10 分钟。然后,拿风池(图 1－8);大鱼际搓揉肩井(图3－56);拇指按揉缺盆(图 3－57);约 5 分钟。

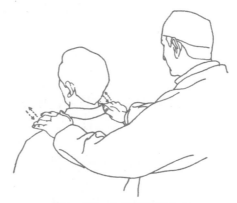

图 3－56 大鱼际搓揉肩井

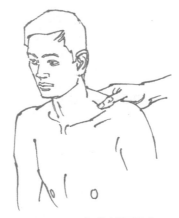

图 3－57 拇指按揉缺盆

2. 平推手三阴、手三阳经,使之发热(图 3－47、48)。继而提拿上臂、前臂(图 3－6A、B、C);运上肢(图 3－58A、B、C、D、E);理掌背(图 3－7);理

五指(图 3 - 8);抖上肢(图 3 - 11);搓肩(图 1 -
23);搓上肢(图 1 - 22)。

3. 推桥弓(图 1 - 54);按揉肩井(图 3 - 56);
搓斜方肌(图 3 - 59)。

注意事项

1. 加强颈肩部的肌力锻炼,平时尽量减少上
肢过度外展,避免携提过重物体。

2. 注意同其他疾病的鉴别诊断。

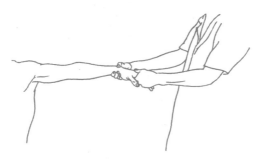

图 3 - 58A　运上肢

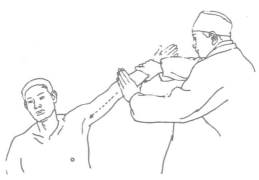

图 3 - 58B　运上肢

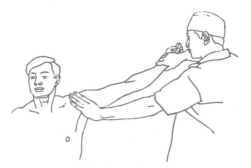

图 3 - 58C　运上肢

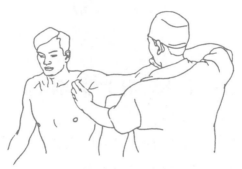

图 3 - 58D　运上肢

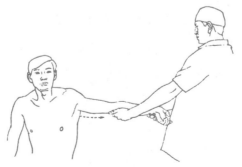

图 3 - 58E　运上肢

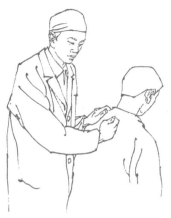

图 3－59　搓斜方肌

第十节　肩关节周围炎

肩关节周围炎是肩关节周围软组织发生退行性、无菌性炎症的病变，又名"五十肩""冻肩"，民间又称"漏肩风"，是中老年人的一种常见病。其特点是肩关节活动逐渐受限，肩部呈弥漫性疼痛，日轻夜重。如拖延日久，不及时治疗，可导致关节粘连，严重影响关节活动功能。

手法

㨰、拿、搓、揉、点。

取穴及部位

肩贞、合谷、三角肌等。

施术

1. 病人坐势，医生立在病人的患肢前侧，一手托住病人的上肢，一手在肩关节前侧、上侧，施以滚法（图3-60A、B），约10分钟。

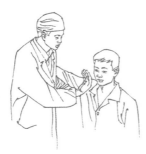 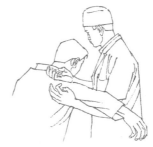

图3-60A　滚肩关节前侧　　图3-60B　滚肩关节上侧

2. 医生换体位，立在病人的患肢后侧，一手在肩后侧施以滚法，另一手握住患肢手腕，使之背屈，边滚边将患肢间歇地屈曲上提，屈曲上提程度以病人能忍受为宜，约5分钟。动作要敏捷熟练，切忌粗暴（图3-61A、B）。

3. 托肘压肩：医生一手掌按病人的肩后侧，另一手托住病人的肘部，用力提拉。两手用力协调，动作稳重敏捷，可以重复3～5次（图3-62）。然后，医生用食指节点肩贞，点后可以稍作按揉（图1-12）。

4. 医生位于病人的患肢后侧，一肘屈曲，插于

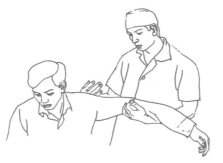

图 3 - 61A 擦肩关节后侧

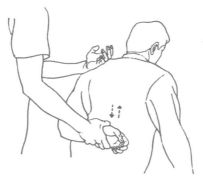

图 3 - 61B 擦肩关节后侧被动运动

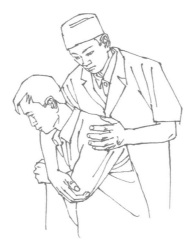

图 3 - 62 托肘压肩

病人的腋下，一手握住病人患肢腕上部，患肢呈中立位，外展 90°（图 3－63）。此时医生用插于腋下的前臂用力向外上方顶提，另一手将患肢前臂往下按，至最大限度，约 1 分钟。然后，搓肩（图 1－23），提拿肩部三角肌（图 3－64），提拿上臂、前臂（图 3－6A、B、C），提拿合谷（图 3－12），抖肩（图 3－11），摇肩（图 1－26A、B），搓上肢（图 1－22）。

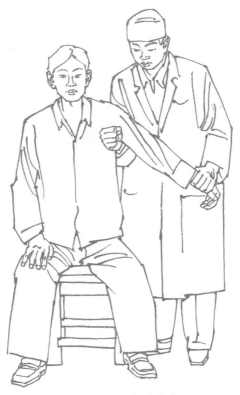

图 3－63　顶提肩关节

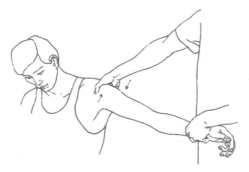

图3-64 提拿三角肌

注意事项

1. 医生手法开始几次要轻柔，以后逐渐加重。隔天治疗一次，4～6周为一个疗程。

2. 治疗期间，病人每天坚持功能锻炼：

A. 弓步摇肩：弓步，健手撑腰，患肢手握空拳，向前向后各摇30～50下，每天早晚坚持一次（附图3）。

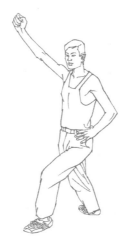

附图3 弓步摇肩

B. 爬墙壁：病人面墙站立、用患肢手指沿墙壁向上爬行,爬至最大限度时,应适当停留一会,这样连续锻炼,一次约 10 分钟,每天应坚持二次（附图 4）。

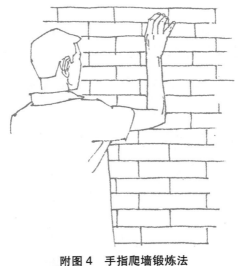

附图 4　手指爬墙锻炼法

3. 平时要注意肩关节保暖。

第十一节　膝关节粘连

膝关节损伤后,由于处理不当或者在治疗中未能重视动静结合,导致膝关节周围软组织充血水肿,进而形成粘连,如不抓紧治疗,将会造成不良后果。

手法

滚、揉、擦、拿、搓等。

取穴及部位

委中、承山、膝关节等。

施术

1. 滚髌骨上缘周围软组织(图 3-65),约 5 分钟。

2. 掌心按揉髌骨,手法由轻渐重(图 3-66),约 5 分钟。

3. 掌根擦内侧副韧带及外侧副韧带(图 3-67),各 3~5 分钟。

4. 滚腘窝(图 3-37)。

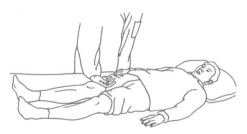

图 3-65　滚髌骨上缘

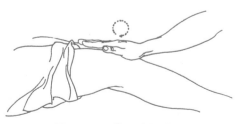

图 3-66　掌心按揉髌骨

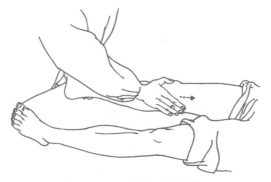

图3-67　擦内侧副韧带

5. 医生一手扶病人的膝盖，一手握病人的踝上，屈髋屈膝，屈曲程度以病人能忍受为宜。然后，医生将握踝上一手去扶住病人的膝关节外侧，将小腿搁在医生上臂上，伸直并抬高患肢。连续重复做3～5次。继而向内向外旋转膝关节，各3～5次(图3-24A、B、C、D)。

6. 搓膝(图3-68)，拿委中、承山(图1-10A、B)。

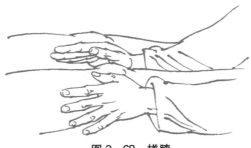

图3-68　搓膝

1. 对于骨折刚愈合或患有骨质疏松的病人，手法应轻柔。

2. 嘱病人配合摇膝、屈膝的功能锻炼。

3. 可配合中药洗方熏洗。

第十二节　高血压病

高血压病是一种常见的慢性病，以动脉血压持续性增高为其主要临床表现。常有头痛、头晕、头胀、耳鸣目眩、健忘失眠、心悸乏力等症状。祖国医学归属内风、眩晕、肝风、中风等范畴，与肝肾两脏有关。《内经》中有"诸风掉眩，皆属于肝"的记载。推拿治疗此病可以改善全身血液循环，舒通经络，从而达到平肝安神、降低血压的目的。

手法

1. 一指禅推法：拿、抹、揉、摩、按等法；

2. 内功推拿：五指拿法、推桥弓法、扫散法、分法、平推法、震法。

取穴及部位

风池、风府、迎香、人中、百会、桥弓、大椎、命门、脾俞、胃俞、肾俞、气海俞、大肠俞、关元俞、中腕、神阙、天枢、大横、气海、关元、中极、八髎、环跳、殷门、承山、委中、涌泉、足三里、丰隆、三阴交、膻中、天突等。

辨证施术

一、肝阳上亢

眩晕头痛，烦燥而怒，面红目赤，口苦，便秘，脉弦，舌红，苔黄。治宜平肝熄风、清心降浊。以内功推拿为主。

1. 扫散法（图1-55），一侧操作完毕，换手操作另一侧。每侧5分钟，是治疗肝阳上亢重点手法之一。

2. 五指拿法（图1-53），往返3～5次。

3. 拿风池，右手拇指及食指、中指要用力向上顶拿（图1-8）。

4. 点风府（图1-11）。

5. 分推法，分额，分眉弓，分迎香，分人中，分承浆（图3-45A、B、C、D、E）。

6. 推桥弓，每侧操作5分钟，是治疗肝阳上亢的重点手法之一，手法适当偏重一点（图1-54）。

7. 掌根平推法，用掌根着力，平推（横推）胸部（图1-51）和腹部至脐中（图3-69），约2分钟。

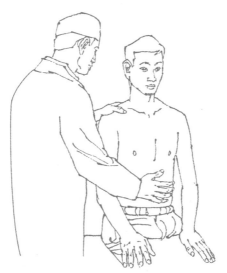

图 3-69　平推腹部、脐中

8. 小鱼际平推法(竖推),用小鱼际平推胸背、腰背两侧膀胱经,使皮下产生温热感(图 1-52)。每侧约 2 分钟。

9. 掌面平推法:用掌面平推两胁肋。须沿两侧肋间隙来回平推(图 3-70),约 2 分钟。

10. 平推手三阴经(图 3-47),约 2 分钟。

11. 平推手三阳经(图 3-48),约 2 分钟。一侧上肢操作完毕,以同样手法操作另一侧。

12. 理五指(图 3-8)。

13. 震百会:嘱病人坐正,挺胸收腹,舌抵上腭,口微张,眼平视。医生用掌心垂直击震百会。一般传统习惯击震三下为宜。震击后,病人顿感

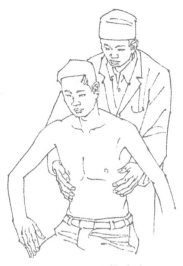

图 3-70　平推胁肋

头目清醒(图 1-57)。

14. 震大椎、命门:嘱病人正坐挺胸,医生平握拳,击震三下,再以同样方法击震命门(图 1-58B)。

二、阴阳两虚

头痛眩晕,腰酸耳鸣,失眠多梦,动则气急,夜寐尿频,舌淡或红,脉象弦细。治宜养血滋阴、益气壮阳。以一指禅推法为主,辅助㨰法。

1. 一指禅推法,进行头面部基本操作:用本章第七节"偏瘫"中的"一指禅推拿法5"手法。

2. 推背:沿颈椎两侧膀胱经上下往返推行、指端要沉着有力。每侧要操作10分钟。对脾俞、胃俞、肾俞、气海俞、大肠俞、关元俞等穴位要重点停留(图3-71A、B)。以上手法是治疗阴阳两虚型高血压病人的重点手法之一。

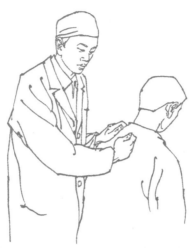

图3-71A　沿颈椎两侧膀胱经向下推行,指端沉着有力

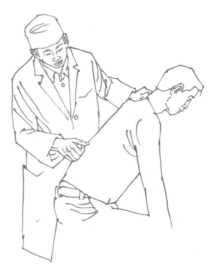

图3-71B　上下往返推行,行如直线

3. 摩腹：用掌摩法顺时针方向摩腹，并在中脘、神阙、天枢、大横、气海、关元、中极等穴位作适当按揉。操作约 10 分钟，是治疗阴阳两虚的重点手法之一(图 1－21)。

4. 擦下肢：从八髎、环跳、殷门、委中、承山等穴位依次向下擦，再从承山穴向上回擦到八髎穴，上下往返 3～5 次(图 3－17A、B)。一侧完毕后，再以同样手法操作另一侧。

5. 按揉涌泉：以拇指掌面按揉病人的涌泉穴(图 3－72)，每侧约 2 分钟。

6. 搓揉腰背(图 3－31)。

三、 阴虚阳亢

头晕头痛，失眠健忘，耳鸣心悸，五心烦热，舌质红，苔薄白，脉弦细而数。治宜平肝潜阳，滋阴补肾。以一指禅推法为主要手法。

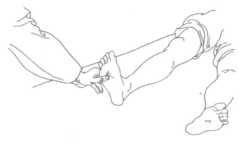

图 3－72　揉涌泉

1. 一指禅推法，进行头面部基本操作：同本章第七节"偏瘫"中的"一指禅推拿法"中的"5"手法。

2. 推背：操作同本节"二、阴阳两虚"中的"2"手法。但重点要用一指禅推气海、关元，并按揉足三里（图3－73），拿三阴交（图3－74），揉涌泉（图3－72）等穴位。

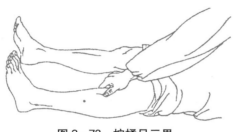

图3－73　按揉足三里

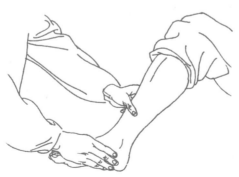

图3－74　拿三阴交

3. 擦下肢，搓腰背：操作同本节"二、阴阳两虚"中的"4""6"手法。

四、 痰湿壅盛

头晕目眩,胸闷纳呆,呕恶痰涎,心悸头重,苔白腻,脉弦滑。治宜健脾化湿,祛痰开胸。以内功推拿为主。

1. 扫散法,五指拿法、拿风池、点风府,分推法、推桥弓等,操作同本节"一、肝阳上亢"中的"1~6"手法。

2. 掌根平推:用掌根重点平推(横推)前胸10分钟(图1-51)。

辅助拇指按揉中府、云门(图3-75),大鱼际揉膻中(图3-76),中指指端点天突(图3-77)。

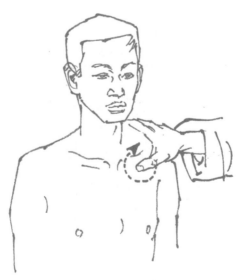

图3-75 按揉中府、云门

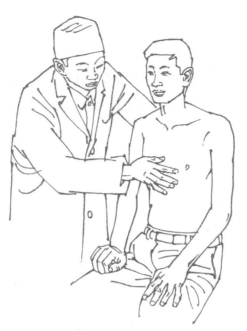

图 3-76　揉膻中

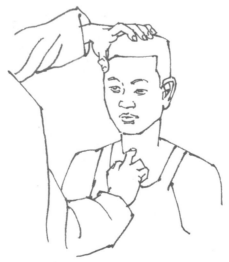

图 3-77　点天突

3. 摩腹：操作同本节"二、阴阳两虚"中的"3"手法。

4. 平推背部：操作同本节"一、阴阳上亢"中的"3"手法，但重点要推脾俞、胃俞，使之发热。

5. 按足三里、丰隆穴（图3–73）。

注意事项

1. 注意生活规律，节制饮食，少食脂肪类食物，少食盐糖，忌烟、酒刺激。

2. 坚持适当的体育锻炼。

3. 情绪要开朗，丰富文娱生活。

第十三节　头痛

头痛是临床上的一个症状，很多疾病都可以引起头痛。祖国医学上常将头痛分为外感头痛和内伤头痛两大类别。外感头痛分风寒头痛、风热头痛、风湿头痛；内伤头痛分肝阳头痛、肾虚头痛、气虚头痛、血虚头痛等。

根据头痛部位和经络循行方向分类的有：痛在头后，下连于项背，属太阳经头痛；痛在前额及眉棱部，属阳明经头痛；痛在头部两侧，且连及耳部，属少阳经头痛；痛在颠顶，且连及于目的，属厥阴经头痛。

本篇以外感和内伤两大类型头痛,进行辨证推拿。

手法

一指禅推法：按、拿、抹等法；

内功推拿：五指拿法、推桥弓、扫散法、震法等。

取穴及部位

印堂、太阳、百会、风池、风府、眼眶、迎香、人中、率谷、桥弓、肩井、背部、曲池、合谷、足三里、三阴交、涌泉等。

辨证施术

二、风寒头痛

头痛时作,每遇风寒即发,畏风恶寒,口渴,苔白脉浮。治宜疏风散寒为主。

（一）一指禅推拿法

1. 头面部基本操作,同本章第七节"偏瘫"中的"一指禅推拿法"中的"5"手法。

2. 用一指禅推拿法,自大抒到肩井,往返3～5遍(图3-78),两侧以同样方法操作。然后,用拇指端顶点风府(图1-11),拿风池、肩井(图1-8、9)。

3. 㨰肩背(图3-79),每侧约2分钟,按揉风府、肺俞(图1-16)。

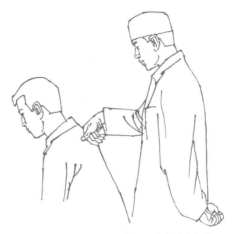

图3-78　一指禅推法：大抒到肩井

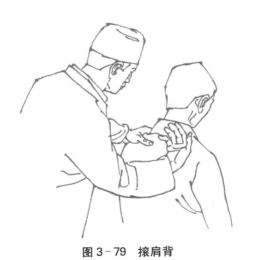

图3-79　揉肩背

4.用小鱼际擦背部两侧膀胱经，以温热为宜（图1-52）。

5.拿风池（图1-8）、曲池（图3-14）、合谷（图3-80），再按揉肩井（图1-14）。

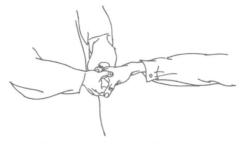

图3-80 拿合谷（一指禅拿法）

（二）内功推拿法

1. 头面部基本操作同"高血压病"节中"一、1～6"手法。

2. 平推背部两侧膀胱经（图1-52）约5分钟，使之发热。

3. 震百会（图1-57），提拿合谷（图3-12）。

二、风热头痛

头痛如裂，面红目赤，口干欲饮，发热，便秘，脉滑。治宜清散风热为主，但手法要偏重些。

（一）一指禅推拿法

1. 㨰法：从头部右侧向后㨰（图3-81），经枕骨逐渐㨰向左侧；再从上星穴、神庭穴㨰向百会穴，约5分钟。

2. 用拇指罗纹面抹前额，从印堂经阳白到太阳，双侧各往返3～5遍（图3-42）。

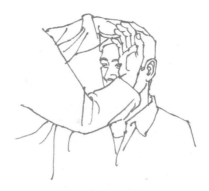

图3-81 搽头部

3.用抅法,从太阳经率谷到翳风(图1-31),转移成单手拿法,拿风池、天柱(图1-8)。然后,用拇指端顶点风府(图1-11),按揉大椎、肺俞、风门等穴(图1-16),各1～2分钟,再重拿曲池(图3-14),拿合谷(图3-80),再按双侧肩井(图1-14)。

(二) 内功推拿法

1. 头面部基本操作同"高血压病"节中的"一、1～6"手法。其中,扫散法、推桥弓为重点施术手法,约5分钟。

2. 平推手三阴、手三阳(图3-47、48)、提拿上臂(图3-6A、B、C),理五指(图3-8),提拿合谷(图3-12),各2分钟。

3. 震百会(图1-57)。

三、 风湿头痛

头痛如裹,肢体困重者,纳差胸闷,大便溏薄,苔白腻,脉濡。治宜祛风化湿为主。

(一) 一指禅推拿法

1. 头面部基本操作,同"偏瘫"节中的"一、5"手法。并重按太阳、率谷(图3-43)。

2. 按揉大椎(图3-82),约2分钟。推两侧膀胱经(图3-71A、B),约5分钟,并重点推脾俞、胃俞。

3. 拿肩井(图1-9),拿曲池(图3-14),拿合谷(图3-80)。

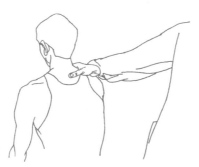

图3-82　按揉大椎

(二) 内功推拿法

1. 头面部基本操作同"高血压病"节中的"一、1~6"手法,约5分钟。

2. 平推背部两侧膀胱经(图1－52)，以皮肤发热微红为宜，约3分钟。

3. 拿委中(图1－10A)，拿足三里(图3－83)，拿三阴交(图3－74)。

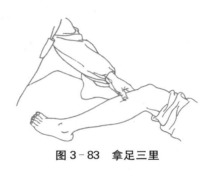

图3－83　拿足三里

四、肝阳头痛

头痛而眩，易怒，兼有胁肋疼痛，脉弦。治宜平肝潜阳为主。

(一)一指禅推拿法

1. 头面部基本操作，同"偏瘫"节中的"一、5"手法。

2. 推背部两侧膀胱经(图3－71A、B)，约5分钟，并重点推双侧肾俞、肩井；擦两下肢前侧和外侧(图3－22,3－23A、B、C、D)，拿委中(图1－10)，拿足三里(图3－83)，拿三阴交(图3－74)，点涌泉(图3－25B)，搓两下肢(图1－24)。

（二）内功推拿法

1. 头面部基本操作同"高血压病"节中的"一、1～6"手法，其中，推桥弓为重点操作，且适当延长操作时间。

2. 平推胸部（图1－51），平推两胁肋（图3－70），各约2分钟。

3. 平推背部两侧膀胱经（图1－52），以皮肤微红发热为宜，约2分钟。

4. 平推手三阴、手三阳（图3－47、48），理掌背（图3－7），理五指（图3－8），劈指缝（图3－9），击掌（图3－10），提拿合谷（图3－12），搓手臂（图1－22）。

5. 棒震百会（图1－59），拳击腰阳关、击大椎穴（图1－58A、B）。

五、 肾虚头痛

头胸空痛，耳鸣眩晕，腰膝软弱，遗泄带下，脉弦细，舌质偏红。治宜养阴补肾为主。手法应轻柔。

（一）一指禅推拿法

1. 头面部基本操作：同"偏瘫"节中的"一、5"手法。

2. 推背部两侧膀胱经（图3－71A、B），重点推揉：肾俞、脾俞、胃俞。约 5 分钟。

3. 摩腹（图 1 - 21），其中以气海、关元为重点穴，约 10～15 分钟。

4. 一指禅推两下肢足阳明胃经（图 3 - 84），上下来回约 3～5 遍。再按揉血海（图 3 - 85）、足三里（图 3 - 73），拿三阴交（图 3 - 74），揉涌泉（图 3 - 72），最后，搓两下肢（图 1 - 24）。

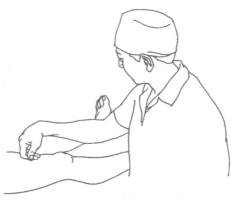

图 3 - 84　一指禅推足阳明胃经

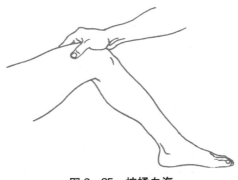

图 3 - 85　按揉血海

（二）内功推拿法

1. 头面部基本操作同"高血压病"节中的"一、1～6"手法，但手法要轻柔。

2. 平推上腹部（图 3－69），平推腰骶部（图 3－46），使所推部位要有温热感，按揉血海（图 3－85）、足三里（图 3－73），拿三阴交（图 3－74）。

六、 气虚头痛

头痛绵绵，软弱乏力，畏寒少气，脉细，舌质淡且边有齿印。治宜补气为主。

（一）一指禅推拿手法

1. 头面部基本操作，同"偏瘫"节中的"一、5"手法。

2. 推肩井（图 3－78），每侧约 3～5 分钟。然后，推背部双侧膀胱经（图 3－71A、B），每侧约 5 分钟，再重点用掌根按揉脾俞、胃俞、肾俞（图 1－19）。

3. 摩腹（图 1－21），约 10～15 分钟，其中以中脘、脐中、气海、天枢等穴位为重点。

4. 同本节"五、肾虚头痛"中盼一指禅推拿法"4"手法。

（二）内功推拿法

1. 头面部基本操作同"高血压病"节中的"一、

"1～6"手法。

2. 平推腹部(图 3 - 69),约 2 分钟。

3. 平推背部两侧膀胱经(图 1 - 52),约 2 分钟。

4. 按揉足三里(图 3 - 73),拿三阴交(图 3 - 74),搓下肢(图 1 - 24)。

七、 血虚头痛

头痛眩晕,心悸,面色苍白,舌淡脉细。治宜养血为主。

(一) 一指禅推拿法

1. 头面部基本操作,同"偏瘫"节中的"一、5"手法。

2. 推双侧肩井(图 3 - 78),每侧约 3～5 分钟,再推背部两侧膀胱经(图 3 - 71A、B),每侧上下3～5 遍,重点在肠俞、脾俞、胃俞各穴多作停留。

3. 摩腹(图 1 - 21),约 10～15 分钟,其中以中脘、脐中、气海、天枢等穴位为重点。

4. 同本节"五、肾虚头痛"中的一指禅推拿法"4"手法。

(二) 内功推拿法

1. 同本节"六、气虚头痛"中的内功推拿法"1～3"手法。

2. 平推背部督脉经(图 1 - 52),以透热为宜。

3. 按揉双侧心俞、肠俞、肝俞、脾俞、胃俞（图1-19）、血海（图3-85）、足三里（图3-73），拿三阴交（图3-74）。按揉时，要有酸胀感。

注意事项

1. 引起头痛的原因较多，临床医生必须根据症状表现进行综合分析，审证求因，做到既要治其标，又要顾其本。

2. 病人在治疗期间，要注意充分休息，忌烟酒刺激。

第十四节　面神经瘫痪

面瘫在祖国医学上称"口喝"，即口眼喝斜。有中枢性面瘫和周围性面瘫之分。临床上以周围性面瘫较多见。

周围性面瘫发病突然，常常在清晨发现面部一侧麻木瘫痪，不能蹙额皱眉，不能做闭眼鼓颊动作，口角向健侧歪斜，露眼流泪，鼻唇沟变浅，患侧皮肤知觉变钝，并伴有偏头痛及感冒等症状。推拿治疗此病，病人的痛苦少，疗效佳。

手法

推、抹、拿、按、揉等。

印堂、太阳、阳白、迎香、颊车、桥弓、肩井、风池、曲池、合谷、眼眶等。

施术

1. 大鱼际揉太阳、印堂、迎香、颊车等穴（图3-41），约10分钟。

2. 一指禅推法，推印堂、阳白、太阳、眼眶等穴（图3-39，图3-40A、B、C），约10分钟。

3. 抹额（图3-42），分迎香，分人中，分承浆（图3-45C、D、E）。

4. 五指拿法、推桥弓法、扫散法（图1-53、54、55）。

5. 拿风池（图1-8），拿肩井（图1-9），拿曲池（图3-14），提拿合谷（图3-12）。

注意事项

1. 急性发病期，治疗手法宜轻柔。

2. 面部注意保暖，避免寒冷刺激。

3. 适当休息，睡眠要充足。

4. 忌烟、酒刺激。

第十五节　失眠

失眠是指在正常的睡眠时间，经常不能入睡，或是寐而不熟，易醒或是早醒等。祖国医学称"目不瞑""不得卧""不得眠"。造成失眠的原因较多。中医学上常把它归纳为思虑劳倦、心脾内伤、心胆气虚、阴虚火旺、肝阳扰动、胃中不和等因素。治疗此病，以一指禅功为主，疗效较为理想。

手法

一指禅推、抹、按、揉、拿、搓、梳等。

取穴及部位

印堂、阳白、太阳、攒竹、睛明、丝竹空、率谷、翳风、风府、大椎、百会、背部、腹部、髀关、伏兔、足三里、下巨虚、三阴交、曲池、内关、手三里、神门、涌泉等。

辨证施术

一、思虑劳倦，心脾内伤

夜寐梦扰，心悸怔忡，神疲乏力，面色少华，纳谷不香，脉细，舌质淡。治宜补养心脾为主。

以一指禅推拿法为主。

1. 一指禅推法，进行头面部基本操作：同"偏瘫"节中的"一、5"手法。

2. 一指禅推法，施于肩井（图 3 - 78），推两侧膀胱经（图 3 - 71A、B），约 10 分钟，以心俞、肝俞、

第三章　常见病的治疗

脾俞、胃俞、肾俞等穴位为重点。可配合掌根按揉（图 1 - 19），其中肝俞手法偏重些，可配合拇指点法，以泻其肝木，使脾气得以健盛。最后，用大鱼际搓揉双侧肾俞（图 3 - 31）。

3. 用同一手法按摩中脘、天枢、气海、关元（图 3 - 86），揉脐（图 3 - 87），摩腹（图 1 - 21），约 10 分钟。

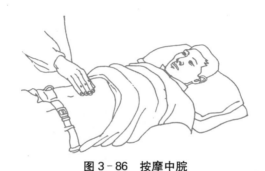

图 3 - 86　按摩中脘

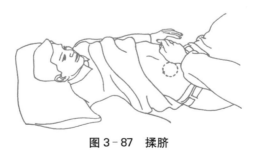

图 3 - 87　揉脐

4. 一指禅推法，施于两下肢，自髀关穴沿足阳明胃经向下，经伏兔、足三里至下巨虚，在足三里穴处多作停留（图 3 - 84）。然后，再从下巨虚回到髀关,上下往返三次,约 10 分钟。另一下肢也以同样方法操作。搓下肢(图 1-24),拇指按揉足三里(图 3-73),拿三阴交(图 3-74)。

5. 拨曲池、手三里(图 1-36),拿内关、神门(图 3-88),拿合谷(图 3-80),搓上肢(图 1-22),搓揉肩井(图 3-56),掌根揉心俞、脾俞、胃俞(图 1-19),大鱼际搓揉肾俞(图 3-31)。

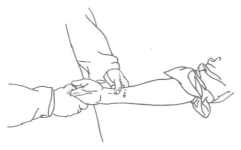

图 3-88　拿内关

二、阴虚火旺,肝阳扰动

心烦不寐、五心烦热、梦遗健忘、腰酸心悸、耳鸣头晕、舌红口干、脉弦细。治宜益肾养阴,平肝为主。

以一指禅推拿法为主。

1. 一指禅推法,进行头面部基本操作:同"偏瘫"节中的"一、5"手法。

2. 一指禅推法,推两侧肩井(图 3-78),推两侧膀胱经（图 3 - 71A、B），约 10 分钟，以心俞、脾俞、胃俞、肾俞为重点。配合掌根按揉（图 1 - 19），其中肺俞手法偏重。肝五行中属木，肾属水，水为术之母，泻其子而益其母，使肾阴得以滋养。再用大鱼际搓揉双侧肾俞（图 3 - 31）。

3. 掌根按揉气海、关元（图 3 - 86C），摩腹（图 1 - 21），约 10 分钟。

4. 操作同本节"一、4"手法，并加点太冲（图 3 - 89），点涌泉（图 3 - 25B）。

5. 头部扫散法（图 1 - 55），按百会（图 3 - 90），点风府（图 1 - 11），拿风池（图 1 - 8），推桥弓（图 1 - 54），大鱼际搓揉双侧肩井（图 3 - 56）、小鱼际擦腰部两侧膀胱经（图 1 - 52），使肾俞、气海俞、大肠俞、关元俞等穴发热。再用肘压法，施于背部膀胱经及督脉经（图 1 - 56），搓背（图 3 - 91）。

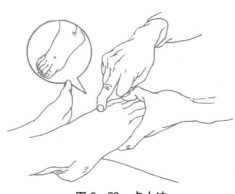

图 3 - 89　点太冲

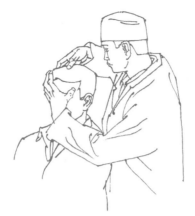

图 3-90 按百会

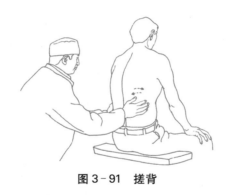

图 3-91 搓背

三、心胆气虚

心悸多梦,容易惊醒,气短倦怠,遇事善惊,舌淡,脉弦细。治宜镇惊安神为主。

以一指禅推拿法为主。

1. 一指掸推法,进行头面部基本操作:同"偏瘫"节中的"一、5"手法,约 10 分钟。

2. 一指禅推法,施于肩井(图 3-78),推两侧膀胱经(图 3 - 71A、B),以心俞、肺俞、肝俞、脾俞、胃俞为重点。配合掌根按揉(图 1 - 19),约 10 分钟。

3. 摩腹(图 1 - 21),按揉气海、关元(图 3 - 86),约 5 分钟。

4. 操作同本节"一、4"手法,搓下肢(图 1 - 24),按揉足三里(图 3 - 73),拿三阴交(图 3 - 74)。

5. 搓揉双侧肩井(图 3 - 56),提拿内关、神门(图 3 - 88),拿合谷(图 3 - 80),搓上肢(图 1 - 22)。

四、胃中不和

饮食不节,宿食停滞,脘闷嗳气,腹中不舒,失眠不安,舌苔厚腻,脉滑数。治宜消导和中、安神为主。

以一指禅推拿法为主。

1. 一指禅推法,进行头面部基本操作:同"偏瘫"节中的"一、5"手法,约 10 分钟。

2. 一指禅推法,施于肩井(图 3 - 78),推两侧膀胱经(图 3 - 71A、B),以脾俞、胃俞为重点。配合掌根按揉(图 1 - 19),约 10 分钟。

3. 梳法,施于两胸肋下缘(图 1 - 50),约 5 分钟。

4. 摩腹,按摩中脘、天枢、脐中、气海、关元(图 1 - 21、3 - 86、3 - 87),约 10 分钟。

5. 操作同本节"一、4"手法,并延长按揉足三里时间。

6. 用小鱼际直推(擦)背部两侧膀胱经(图 1 -
52),使之温热;搓背(图 3 - 91)。

注意事项

1. 注意劳逸结合,生活起居要有规律。

2. 适当参加文娱活动,情绪要稳定,心胸要开朗。

3. 注意体育锻炼,增强体质。

第十六节　胃痛

胃痛是临床上常见的消化道疾病。胃炎、胃
和十二指肠溃疡、胃神经官能症以及其他消化道
疾患均可引起胃痛。祖国医学称之为"胃脘痛",
认为可因感受寒邪,过食生冷,饮食不节,情志
郁怒,气郁伤肝,肝气犯胃等致病。

手法

一指禅推法,揉、摩、按、拿、平推等。

取穴及部位

肩井、合谷、足三里、内关、膈俞、肝俞、胆俞、
肾俞、腹部等。

基本操作

1. 大鱼际揉中脘(图 3 - 92);按揉天枢、气海

（图 3－86B）；摩腹（图 1－21），约 10 分钟。

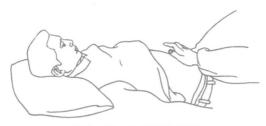

图 3－92　大鱼际揉中脘

2. 用一指禅推法，施于两下肢足阳明胃经，往返三遍（图 3－84），再按揉足三里（图 3－73）。

3. 用一指禅推法，推肩井及背部两侧膀胱经（图 3－78，3－71A、B），脾俞、胃俞为重点多作停留，约 10 分钟。再用拇指屈节桡侧按揉脾俞、胃俞（图 3－93）。

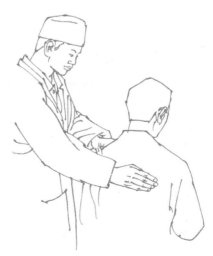

图 3－93　按揉脾俞、胃俞

4. 拿双侧合谷（图 3－80），搓揉肩井（图 3－56），搓背（图 3－91）。

辨证施术

一、 寒邪犯胃

胃痛突发，喜暖畏寒，喜热饮，得热痛减，苔白、脉弦紧。治宜温中散寒为主。

1. 同本节"基本操作"中的"1""2"手法。

2. 内功推法，用小鱼际竖推双侧膀胱经（图1－52），使之温热。

3. 提拿双侧内关（图 3－88），双侧合谷（图 3－12），按揉肩井（图 3－56），搓背（图 3－91）。

二、 饮食停滞

胃脘胀痛，吞腐嗳酸，甚则呕吐，吐后痛减，舌苔厚腻，脉弦滑。治宜消食导滞为主。

用本节"基本操作"中的"1～4"手法，并适当延长摩腹时间。

三、 肝气犯胃

胃脘胀痛，脘痛连胁，嗳气频繁，大便不畅，常因情绪波动而易发病，苔薄白，脉弦细。治宜疏肝理气为主。

1. 用梳法,施于两胸肋下缘(图 1 - 50),约 5 分钟。

2. 同本节"基本操作"中的"1～2"手法,约 10 分钟。

3. 平推两胁肋(图 3 - 70),约 5 分钟。

4. 同本节"基本操作"中的"3"手法,以膈俞、肝俞、胆俞为重点。

5. 提拿双侧内关(图 3 - 88),合谷(图 3 - 12),搓背(图 3 - 91),搓揉肾俞(图 3 - 31)。

注意事项

饮食要有规律、节制饮食,不吃不易消化和刺激性食物,少食油腻,加强体育锻炼。

第十七节　胃下垂

胃下垂是指胃下降至不正常的位置,胃小弯弧线最低点降至髂嵴联线以下,称"胃下垂"。由于体质虚弱,体型瘦长,腹壁脂肪缺乏,肌肉松弛,腹内压降低,支持胃的组织结构无力,而导致胃下垂。临床上表现为食欲差,嗳气,食后有饱胀和下坠感,大便不正常,面色㿠白,舌质淡,脉细,并可伴有心悸失眠等神经衰弱症状。推拿治疗此病,可增进病人食欲,帮助消化,达到补中益气的功效。

手法

一指禅推、摩、按、揉、搓、振等法。

取穴及部位

中脘、气海、关元、天枢、脾俞、胃俞、肝俞、气海俞、关元俞、伏兔、足三里、肩井、内关、合谷、命门、肾俞、八髎、腰阳关、长强、大肠俞、大横等。

基本操作

1. 揉摩中脘、天枢、气海、关元(图 3-86),约10 分钟,再摩腹 15 分钟(图 1-21)。

2. 一指禅推法,推两下肢足阳明胃经(图 3-84),并在伏兔、足三里两穴多作按揉;约 10 分钟。

3. 大鱼际揉中脘(图 3-92),约 5 分钟,接着用指振法,施于中脘,掌振法振腹(图 1-38、39)。

4. 一指禅推法,推背部两侧膀胱经(图 3-71A、B),上下往返三遍,约 10 分钟,重点在肝俞、脾俞、胃俞、气海俞、关元俞多作停留。

5. 插肩胛:医生右手食、中、无名、小指等四指并拢,掌心向上,指尖在病人的左肩胛骨内下缘与肋骨之间,徐徐向外上方插入 1~2 寸,停留 1~2 分钟(图3-94),使病人的胃有升提感觉;然后,缓缓地放松,反复进行三次,再以同样手法进行另一侧。

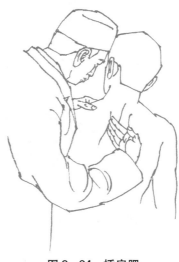

图3-94　插肩胛

6.拿肩井(图1-9),搓胸腰背(图3-91),拿内关(图3-88),合谷(图3-80)。

辨证施术

1. 胃痛甚者:加平推脾俞、胃俞(图1-52),平推上腹(图3-69),使之发热。

2. 伴有腹泻者:加平推肾俞、关元俞、大肠俞、八髎、命门、腰阳关、长强等穴(图3-29),使之发热。

3. 便秘者:加揉大横(图3-95),揉肾俞(图3-96),横擦八髎(图3-29),使之发热。

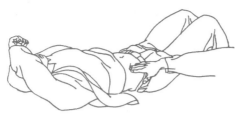

图 3-95 揉大横

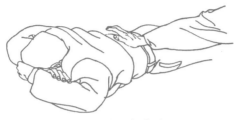

图 3-96 揉肾俞

注意事项

1. 加强体育锻炼，饮食起居要有规律。

2. 少食多餐，忌食有刺激性食物。

3. 性格要开朗，多参加集体娱乐活动。

第十八节　泄泻

　　泄泻是常见的肠道疾病。主要症状是大便次数增多，形状稀薄，四季均可发生，但以夏秋季节为多。古人称它为"洞泄""飧泄""下利"，宋代以后统称为"泄泻"。引起泄泻的原因较多，常见的有肠道感染、食物中毒、肠道本身疾病等。

手法

一指禅推、摩、按、揉、平推、提拿等法。

取穴及部位

天枢、气海、关元、脾俞、胃俞、肾俞、气海俞、大肠俞、中脘、足三里、下巨虚、伏兔、肩井、曲池、手三里、合谷等。

基本操作

1. 按摩中脘、天枢、气海、关元（图 3 - 86），摩腹（图 1 - 21）；约 10 分钟。

2. 一指禅推法，施于两下肢足阳明胃经（图 3 - 84），在伏兔、足三里、下巨虚多作停留；约 10 分钟。

3. 一指禅推法，推背部两侧膀胱经（图 3 - 71A、B），上下往返 3～5 遍。按揉脾俞、胃俞、肾俞、气海俞、大肠俞（图 3 - 93），拿肩井（图 1 - 9），拿曲池、手三里（图 3 - 14）、合谷（图 3 - 80），搓背（图 3 - 91）。

辨证施术

一、外邪侵袭

发病急，腹痛腹泻，大便稀薄或夹黏液，且次数频繁,苔白腻,脉濡数。治宜温中化湿为主。

1. 同本节"基本操作"中的"1～2"手法。

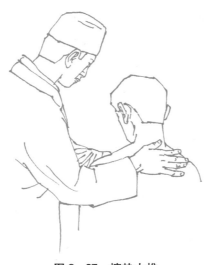

图 3-97　擦热大椎

2. 背部擦热大椎(图 3-97),擦热肺俞、脾俞、肾俞、八髎(图 3-29),腹部擦热中脘、天枢、脐中、气海、关元(图 3-69)。

二、饮食所伤

暴饮暴食,误食变质食物。发病突然,腹胀腹痛,呕吐腹泻,粪便恶臭,舌苔厚腻,脉弦滑数。治宜健脾消食为主。

用本节"基本操作"中的"1～3"手法,重点按揉脾俞、胃俞,延长摩腹和揉神阙的时间。

三、脾肾阳虚

脐周作痛，腹部畏寒，腰膝酸软，肠鸣即泻，泻则痛缓，常于黎明前腹泻，古人又称它为"五更泻"，舌淡苔白，脉弦濡细。

治宜温肾健脾为主。

用本节"基本操作"中的"1～3"手法，腹部重点按摩气海、关元（图3－86），背部重点擦热脾俞、胃俞、肾俞（图1－52），命门（图3－29）。

注意事项

注意饮食卫生，不吃变质食物，不要暴饮暴食，饮食定时。

第十九节　肌萎缩侧索硬化症（渐冻症）

肌萎缩侧索硬化症是一种罕见的疾病，俗称"渐冻症"，被世界卫生组织确认为与癌症、艾滋病并列的五大绝症之一，其发病率几近十万分之一至十万分之四。早在2015年曾经有统计数字显示，全国有450万病人，上海地区大约有5万。

引起此病原因较为复杂，医学界认为可能与遗传因素有关。患者早期症状为行走异常，行走时常常无故摔倒,且摔倒后再站起来颇感困难。随着病情发展,会出现四肢功能障碍,整个身躯逐渐不能随意动弹,行走困难,举步维艰,继而只能靠轮椅代步。最后出现饮食困难,不能正常吞咽,与人语言交流也逐渐不能正常发音。进而全身像被"冻"住了似的,只能靠两眼球转动示意。此时,患者意识仍是清楚的,强忍着痛苦,眼睁睁地看着自己走向生命的终端。

目前,医学界尚无有效药物治疗此病,但人们可通过各种方式,对患者进行干预,用关爱、护理、预防、康复等手段,致力提高患者生命质量,呼吁全社会予以关注,用爱的温暖,帮助他们"融冰解冻"。

祖国传统医学——中医推拿,通过医生一双辛勤、有功力的手,无疑可以为"渐冻人"的康复增添一份"力"和爱的温暖,帮助患者树立起"融冰解冻"的坚强信心。中医辨证认为,此病属"痿病"范畴。由于人体五脏与人的整体关系密切,故五脏失调有疾,皆可致"痿"。这早在黄帝内经里就有了记载:"肝者,筋之合也。"(《素问·经脉篇》)"食气入胃,散精于肝,淫气于筋。"(《素问·经脉别论篇》)"肾气热,则腰脊不举,骨枯而髓减,发为骨痿。"(《素问·痿论篇》)这就是说,人体筋的营养来源于肝,而肝的营养又是依赖于脾胃的供给。肾主骨、藏精、生髓,精血相生,精血充足则骨骼健壮有力,反之软弱无力。故中医治疗痿症往往从肝、脾、肾三脏着手,补益肝肾,健脾和胃。古人曾提出"治痿者独取阳明"(《素问·痿论篇》),因为"阳明常多气多血"(《素问·血气形志篇》),"阳明者,五脏六腑之海,主润宗筋,宗筋主束骨而利机关也。"(《素问·痿论篇》,此处机关指人体大关节)。

手法

推、滚、按、摩、揉、点、搓、拿、内功推拿。

取穴及部位

印堂、阳白、攒竹、丝竹空、太阳、睛明、眼眶、承泣、颧髎、迎香、人中、承浆、廉泉、天突、率谷、风池、风府、大椎、桥弓、肩井、腰背部、八髎、髀关、环跳、殷门、委中、承山、昆仑、阳陵泉、阴陵泉、足三里、丰隆、解溪、足背部、涌泉、手三里、内关、肩髃、肩贞、曲池、合谷、膻中、中脘、气海、关元、天枢、大横、脘腹部。

施术

一、一指禅推拿法

1. 病人仰卧,医生位于患侧,用滚法施于上肢,由腕部至肩关节,上下来回搽 3～5 遍(图 3－35);再用拇指按揉肩、肘、腕诸关节(图 3－36)。

2. 用搽法施于下肢,沿大腿前缘向下,经膝关节沿小腿前外侧搽向足背(图 3－23A、B、C、D);用同样方法操作另一侧。

3. 点揉廉泉、天突、膻中(图 3－76、77);摩腹(图 3－92、3－95)。

4. 患者俯卧,搽法施于胸、腰、骶背部两侧膀胱经(图 3－15),上下往返 2～3 遍;再用拇指上下按揉膀胱经俞穴,上下往返 2～3 遍(图 3－16);继而从骶部、臀部搽向下肢承山穴(图 3－17),上下往返 2～3 遍。用同样手法操作另一侧。

5. 用食指中节或拇指端点揉双侧足底涌泉穴(图 1－12、3－25B)。

二、少林内功推拿

病人正坐,医生位于病人前侧:

1. 分额、眉弓、迎香、人中、承浆诸穴(图 3－45A、B、C、D、E);五指拿法(图 1－53),推桥弓(图 1－54),扫散法(图 1－55)。

2. 合掌击打前额(图 1－61)。

三、一指禅推拿法

1. 拿风池(图 1－8),点风府(图 1－11)。

2. 大鱼际搓揉肩井、胸背(图 3－55、56)。

1. 稳定患者情绪，让患者树立起积极、乐观、向上的生活理念，敢于和疾病作顽强斗争，要坚信终有一日能见到"融冰解冻"的曙光。

2. 嘱患者尽最大努力，积极参加群体活动，与周围人群保持多接触、多交流。

3. 保持合理膳食，注意营养均衡。

4. 医者施术，注意手法要娴熟轻柔，忌粗暴。

第二十节　阿尔茨海默病（老年性痴呆）

阿尔茨海默病（AD）又称老年性痴呆。随着我国老龄化社会进程不断加快，阿尔茨海默病的发病率呈逐年上升趋势，已成为当今社会危害老年人健康的一种重大疾病。根据 2019 年有关统计数据显示，我国患病人数已超过两千万，其中 65 岁以上人群发病率为 5％，80 岁以上发病率已逾 30％，而 85 岁以上几乎 1/3 为失智老人。

阿尔茨海默病（AD）早期征兆可见神情淡漠、寡言少语、健忘（尤其是短期遗忘），逐渐表现得自私固执、喜怒无常，易于激动暴怒，定向、记忆、判断、计算等能力逐日下降，到后期进入痴呆状态,不能正常回答自己的姓名年龄,生活亦不能自理。

祖国医学认为,引起此类疾病多因年老体弱、肝肾亏虚、精血不足、脾运失统、气血供养不足、脑髓空虚、元神失养以致痴呆;又气血瘀滞、痰浊内阻、清窍蒙塞,亦可致呆。

中医治疗,拟活血化瘀、通络开窍、补益肝肾、健脾益智为治则,推拿疗法无疑是一个上好的手段。不吃药、不打针,凭借医生一双练就功法的手,能帮助病人被动运动、调和营卫、舒筋活络、畅通气血、明目醒脑、开窍益智。同时,在治疗过程中,通过医患肢体接触、语言交流,鼓励患者树立起康复的坚强信念。

手法

推、拿、㨰、摩、梳、搓、揉、内功推拿。

取穴及部位

印堂、阳白、睛明、眼眶、丝竹空、太阳、承泣、迎香、颧髎、桥弓、肩井、大椎、大杼、心俞、膈俞、脾俞、肾俞、肩髃、尺泽、曲池、曲泽、内关、合谷、髀关、伏兔、足三里、血海、阳陵泉、丰隆、环跳、委中、承山、昆仑、三阴交、中脘、天枢、大横、气海、关元。

二、 一指禅推拿法

1. 病人正坐，医生立于病人右侧，左手固定患者头部，右手以大拇指偏峰着力，用一指禅推法。参照本书第三章第七节"偏瘫"一文"【辨证施术】"中的"一、一指禅推拿法5.①～⑥"详细操作过程。

2. ① 推大杼穴至肩井（图3-78），左右往复3～5遍，然后推两侧膀胱经（图3-71A、B），上下往复3～5遍。在脾俞、胃俞、肾俞诸穴作重点停留1～2分钟。

② 按揉肩井穴（图1-14），搓胸腰背部（图3-55），肾俞穴作重点搓揉。

3. 病人仰卧，医生坐于右侧。

① 梳法：梳理胸肋（图1-50）。

② 摩腹（图1-21）。

③ 指振中脘、关元穴（图1-38）。

④ 搓下肢，沿大腿前侧，经膝关节沿小腿前外侧搓向足背，上下往返3～5遍。同样方法操作另一侧（图3-23A、B、C、D）。

⑤ 拿法：拿委中、承山、三阴交（图1-10A、B）。

⑥ 点法：用食指(或中指)中节点足三里、阳陵泉、丰隆、昆仑、解穴等穴(图 1 - 12)。

二、少林内功推拿法

1. 病人正坐,医生立于左侧。

① 五指拿头部两侧足少阳胆经及足太阳膀胱经诸穴(图 1 - 53)。

② 继而施以扫散法(图 1 - 55),推桥弓(图 1 - 54),拿风池、点风府(图 1 - 8、1 - 11),掌击百会(图 1 - 57)。

③ 拿天柱,提拿肩背斜方肌(图 3 - 2、3)。

④ 提拿上肢(图 3 - 6A、B、C)。

⑤ 理掌背、理五指、劈指缝(图 3 - 7、8、9)。

⑥ 击掌,抖肩臂,提拿合谷(图 3 - 10、11、12)。

⑦ 运上肢(图 3 - 58A、B、C、D、E)。

⑧ 搓揉肩井、斜方肌(图 3 - 56、3 - 59),结束。

三、辅助治疗

1. 针灸,穴位注射。

2. 口服中药,辨证施治,一人一方。也可配合脑血管扩张类西药内服。

1. 早发现、早干预、早治疗。

2. 生活上赋予足够关爱，对轻症患者要尊重、体贴，照顾好其饮食起居、衣着冷暖。

3. 带领患者适当体育锻炼、听听音乐，鼓励其生活积极乐观。外出时预防走失。

4. 注意饮食清淡、富于营养、易于消化，忌食油炸及甜腻食品。

5. 对于重症患者要精心看护，注意褥疮，行走要搀扶，预防摔跤骨折。

6. 因人制宜，不同类型患者可拟定不同推拿治疗方案。

第四章

小儿保健推拿

第一节　小儿常用推拿手法

一、推法

小儿推法分直推法、旋推法、分推法等数种。操作时，手指可蘸取液体介质，如以姜汁作为润滑剂。速度为每分钟 200 余次。

动作要领

1.直推法：以拇指罗纹面或拇指桡侧偏峰，或食、中二指罗纹面，作单向直线推动（图 4-1）。

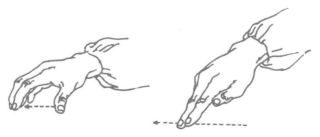

图 4-1　直推法

2. 旋推法：以拇指罗纹面,在穴位上作顺时针方向旋转推摩(图4-2)。

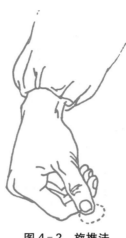

图4-2　旋推法

3. 分推法：以两拇指罗纹面或拇指桡侧缘,或食、中二指罗纹面,自穴位中心,向两旁分向直线推动,或"人"字形分推法(图4-3)。

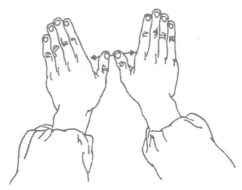

图4-3A　直线分推法

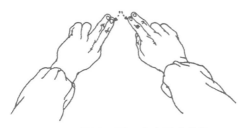

图4‑3B　人字形分推法

二、揉法

　　以中指或拇指罗纹面，或掌根，或大鱼际等处吸定，在一定穴位或部位上，作顺时针方向旋转揉动（图4‑4）。

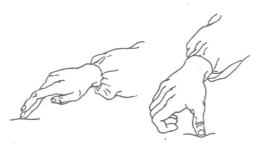

中指揉　　　　　　　拇指罗纹面揉

图4‑4A　揉法

动作要领

　　压力要柔和，用力要均匀，不摩擦皮肤，频率每分钟要大于120次。

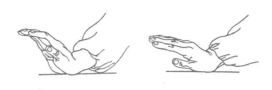

掌根揉　　　　　　　大鱼际揉

图 4－4B　揉法

三、摩法

以掌面或食、中、无名指罗纹面，着力于一定穴位或部位上，作环形摩擦（图 4－5）。

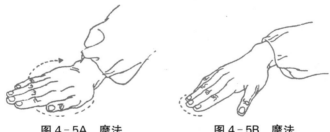

图 4－5A　摩法　　　　　　图 4－5B　摩法

动作要领

放松肩、肘、腕等关节部位，以前臂和腕关节，作旋转活动带动掌面或指面，作环形摩擦。每分钟约 100～120 次。

四、按法

以拇指或掌根，用力按压一定的穴位或部位

（图 4 - 6）。

动作要领

按压时，用力要垂直，并根据小儿病人的不同部位及体质情况，恰当用力，以小儿病人能承受为宜。

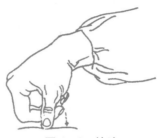

图 4 - 6　按法

五、掐法

用拇指指甲切压穴位，称为掐法（图 4 - 7）。

动作要领

要逐渐加大指力，不要掐破皮肤，掐后往往要配合轻柔，以缓解表皮不适之感。

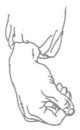

图 4 - 7　掐法

六、捏法

用拇、食、中三指捏拿皮肤，称为捏法。

动作要领

1. 用拇指桡侧顶住皮肤，食、中二指前按，三指同时用力提拿皮肤，随捏随放，双手交替向前，直线移动（图4-8A）。所捏皮肤，多少要适当，过多则向前推移不便，过少则容易滑脱。

2. 食指屈曲，中节桡侧顶住皮肤，拇指前按，二指同时用力捏起皮肤，随捏随放，双手交替向前直线移动（图4-8B）。所捏皮肤，多少要适当。

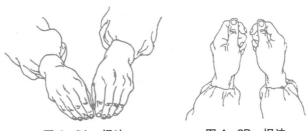

图4-8A 捏法　　　　图4-8B 捏法

七、运法

以拇指或中指罗纹面，从一穴位向其邻近穴位，或穴位四周作弧形或环形推动（图4-9）。

动作要领

宜轻不宜重，着力于表皮，不要带动皮下组

织。运法速度不宜过快,每分钟80～120次为宜。

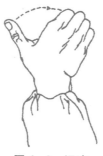

图 4-9　运法

▪ 第二节　小儿常用穴位及操作

在小儿推拿治疗中,除了运用十四经穴及经外奇穴外,尚有许多特定穴位。它的形态及分布和一般经穴两样,有"线"状穴(如:坎宫、天河水);有"面"状穴(如:脾经、心经);也有"点"状穴(如:足三里、三阴交)等。其操作手法简便,容易掌握,一般家长都可通过认真学习后,为自己的孩子防病保健,值得推广。

一、头面部穴位（共6穴）

1. 攒竹（天门）

两眉头中间至前发际成一条直线。

两拇指桡侧偏峰,自下而上交替直推,约30次,称推攒竹法,也叫开天门法(图4-10)。

能清热解表,镇静安神。临床上常用于治疗外感发热、烦躁不安等症。

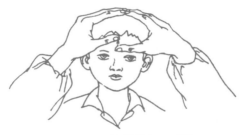

图4-10 推攒竹(开天门)

2. 坎宫

眉头至眉梢一横线。

两拇指指端桡侧偏峰,沿眉毛向眉梢作分推,揉推坎宫,约30次,称推坎宫(图4-11)。

能清热解表、止痛。临床上常用于治疗外感

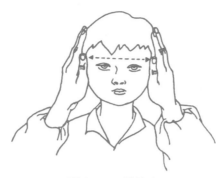

图 4 - 11　推坎宫

发热、头痛目赤等症。

3. 太阳

 位置

眉梢延线与眼角延线交叉处。

操作

两拇指指端桡侧偏峰,自眉梢向耳尖方向直推,约 30 次,称推太阳。或用中指罗纹面向耳后方向旋转按揉,约 30 次,称揉太阳(图 4 - 12A、B)。

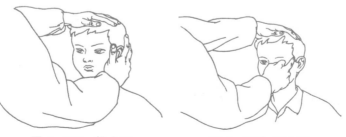

图 4 - 12A　推太阳　　　　**图 4 - 12B　揉太阳**

功效与临床

能清热解表、明目。临床上常用于治疗外感发热、目赤、头痛等症。

4.人中

位置

鼻唇沟上三分之一处。

操作

用拇指指甲端掐,称掐人中(图4-13)。

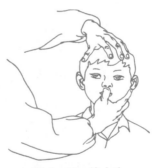

图4-13 掐人中

功效与临床

能醒脑开窍。临床上常用于昏厥、抽搐、不省人事等症的急救。

5.百会

位置

两耳尖联线与头顶正中线的相交处。

操作

用拇指罗纹面按揉 30 次,称按百会(图 4 - 14)。

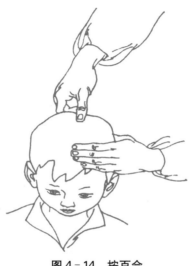

图 4 - 14　按百会

功效与临床

能安神镇静,升阳固脱。临床上常用于治疗脱肛、惊风、遗尿等症。

6. 天柱骨

位置

颈后发际至大椎穴成一直线。

食、中二指,自上而下直推,约 300～500 次,称推天柱骨(图 4 - 15)。

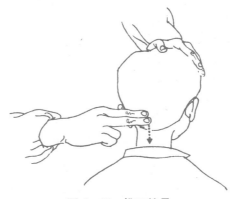

图 4 - 15　推天拄骨

功效与临床

能清热镇惊,降逆止呕。临床上常用于治疗外感发热、恶心呕吐、项强等症。

二、胸腹部(共 8 穴)

1. 膻中

位置

两乳头联线的正中处。

操作

用中指罗纹面旋揉,称揉膻中;两拇指罗纹面,从穴中向两旁乳头分推,称分推膻中(图 4 - 16A、B)。

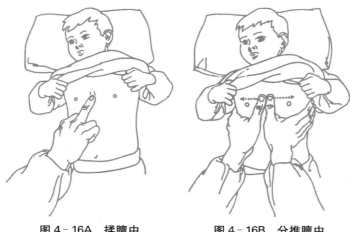

图 4‑16A　揉膻中　　　　图 4‑16B　分推膻中

功效与临床

能宽胸理气、止咳平喘。临床上常用于治疗胸闷呕吐、咳嗽气短等症。

2. 天突

位置

胸骨上窝正中。

操作

中指端旋揉,约 10～15 次,称揉天突(图 4‑17)。

功效与临床

能化痰平喘,理气止吐。临床上常用于治疗喘咳气急、胸闷、恶心等症。

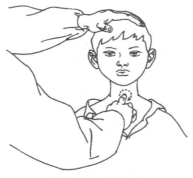

图 4 - 17　揉天突

3. 中脘

位置

腹中线,脐上四横指处。

操作

用食、中二指罗纹面或掌根旋揉,约 100 次,称揉中脘(图 4 - 18)。

功效与临床

能健脾和胃,理气化滞。临床上常用于治疗呕吐气逆、消化不良、腹胀积食等症。

4. 腹

位置

腹部。

操作

用指或掌旋摩,约 100～150 次,称摩腹(图 4 - 19)。

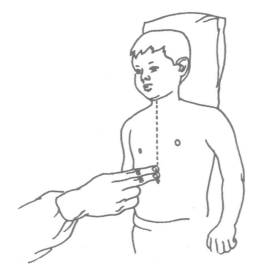

图 4‑18 揉中脘

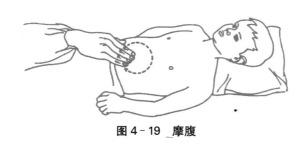

图 4‑19 摩腹

功效与临床

　　能健脾和胃，消食导滞，止吐、止泻。临床上常用于治疗消化不良、呕吐、腹泻等症。

　　5. 脐

位置

　　肚脐。

用中指端或掌根旋揉,约 100～300 次,称揉脐(图 4 - 20A、B)。

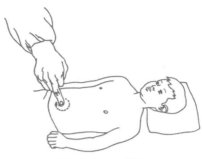

图 4 - 20A　揉脐

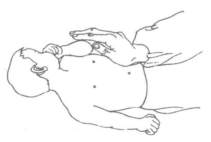

图 4 - 20B　揉脐

功效与临床

能健脾助运,消食导滞,温中散寒。临床上常用于治疗腹痛腹泻、消化不良等症。

6. 天枢

位置

脐旁 2 寸。

用食、中二指,各按一穴位旋揉,约 50 次,称揉天枢(图 4–21)。

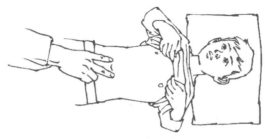

图 4–21　揉天枢

功效与临床

能通便理气,消食和中。临床上常用于治疗腹泻呕吐、积食腹胀等症。

7. 丹田

位置

脐下小腹部。

操作

用指面或掌心揉摩,约 50 次,称揉丹田或摩丹田(图 4–22)。

功效与临床

能补肾固本,健脾。临床上常用于治疗遗尿、腹泻、尿潴留等症。

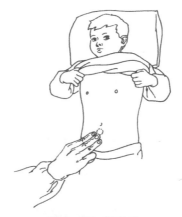

图 4-22　揉丹田

8.肚角

位置

脐下两旁大筋。

操作

用拇、食、中三指提拿,称拿肚角(图 4-23)。

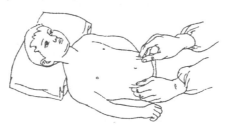

图 4-23　拿肚角

功效与临床

能止痛止泻。临床上常用于治疗腹痛腹泻等症。

三、胸背部（共5穴）

1. 肺俞

位置

第三胸椎棘突旁开1.5寸。

操作

用两拇指或食、中二指端旋揉，约50次，称揉肺俞。或用两拇指，自肩胛骨内缘从上而下，向两边分推，约150次。称分推肩胛骨（图4-24A、B）。

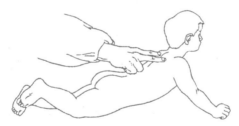

图4-24A　揉肺俞

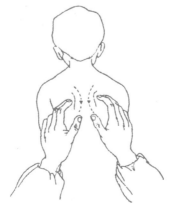

图4-24B　分推肩胛骨

能止咳平喘,清热解表。临床上常用于治疗喘咳、胸闷、发热、痰鸣等症。

2. 肾俞

位置

第二、三腰椎旁开 1.5 寸。

操作

用指或掌根揉,约 50～150 次,称揉肾俞(图 4 - 25)。

功效与临床

能培补肾元,育阴壮阳。临床上常用于治疗肾虚喘咳、腹泻、便秘等症。

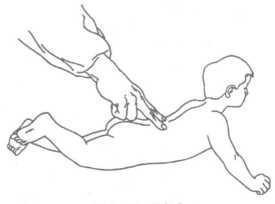

图 4 - 25　揉肾俞

3.脊柱

位置

大椎至长强穴一直线。

操作

用食、中二指自上而下作直推,称推脊。自下
而上用捏法,称为捏脊。捏脊一般连续操作 3～5
遍,每捏三下,将背脊皮提一下,又称为"捏三提一
法"。注意在运用捏脊法前,应在背部先作按揉,
使肌肉放松(图 4－26A、B)。

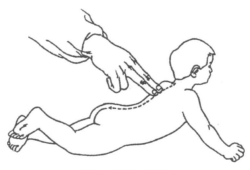

图 4－26A　推脊

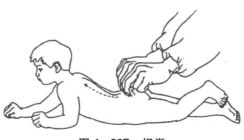

图 4－26B　捏脊

能退热镇惊，消食止泻。临床上常用于治疗发热惊风、疳积、腹痛、腹泻等症。

4. 七节骨

位置

第四腰椎至尾椎骨端成一直线。

操作

用拇指桡侧面或食、中二指指面，自下而上或自上而下直推，约 $100\sim200$ 次，称推上七节和推下七节（图 4 - 27）。

功效与临床

能温阳止泻，健脾固脱。临床上常用于治疗脱肛、腹泻、便秘等症。

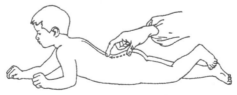

图 4 - 27　推上七节

5. 龟尾

位置

尾椎骨端。

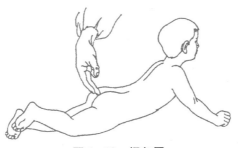

操作

用拇指或中指端旋揉,约 100～200 次,称揉龟尾(图 4 – 28)。

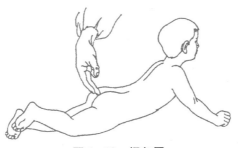

图 4 – 28　揉龟尾

功效与临床

既能止泻又能通便,益肾固脱。临床上常用于治疗脱肛、泄泻、便秘、遗尿等症。

四、上肢部（共 24 穴）

1. 脾经

位置

拇指罗纹面。

操作

医者以拇指罗纹面贴着患儿拇指罗纹面顺时针方向旋推或将患儿拇指屈曲,沿拇指桡侧边向腕部方向直推,这两种推法为补,称补脾经;由指端向指根直推为清，称清脾经。补脾经、清脾经又统称推脾经。约 150～200 次（图 4 - 29A、B）。

　　既能止泻又能通便，健脾。临床上常用于治疗脾胃虚弱、食欲不振、面黄肌瘦、腹泻痢疾、消化不良等症。

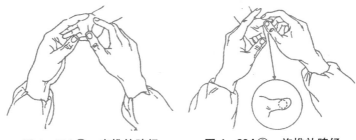

图 4 - 29A①　直推补脾经　　　　图 4 - 29A②　旋推补脾经

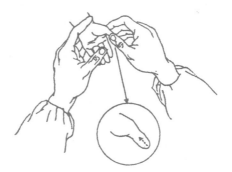

图 4 - 29B　清脾经

2. 心经

中指罗纹面。

操作

旋推,称补心经;向指根方向直推,称清心经。补心经、清心经统称为推心经。约 100～150 次（图 4‑30）。

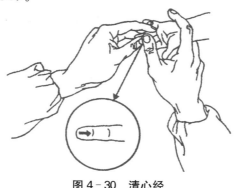

图 4‑30　清心经

功效与临床

能清热泻火,镇惊安神。临床上常用于治疗高热神昏、小便短赤、口舌生疮等症。

3. 肝经

位置

食指罗纹面。

操作

旋推、称补肝经;向指根方向直推,称清肝经。补肝经、清肝经统称推肝经。约 100～200 次（图 4‑31）。

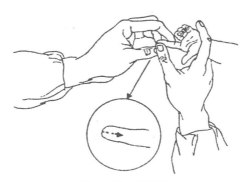

图 4‑31 清肝经

功效与临床

能镇惊平肝,清心泻火。临床上常用于治疗发热抽搐、烦躁不安等症。

4. 肺经

位置

无名指罗纹面。

操作

旋推,称补肺经;向指根方向直推,称清肺经。补肺经、清肺经统称为推肺经。约 150～200 次(图 4‑32)。

功效与临床

既可清热又能解表,止咳平喘,收敛止汗。临床上常用于治疗感冒发热、咳嗽气喘、虚汗不止等症。

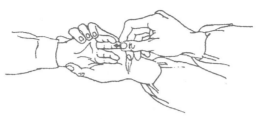

图 4‑32 清肺经

5. 肾经

位置

小指罗纹面。

操作

由指根方向向指尖方向直推,称补肾经;由指尖方向向指根方向直推,称清肾经。补肾经、清肾经统称推肾经。约 150～200 次(图 4‑33)。

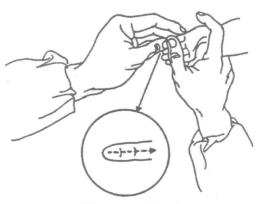

图 4‑33 清肾经

能补肾强身，清利湿热。临床上常用于治疗久病体弱、久泻不止、尿频、尿黄、遗尿等症。

6. 大肠

位置

食指尖至虎口沿桡侧缘成一直线。

操作

从食指尖直推向虎口，称补大肠；从虎口直推至食指尖，称清大肠。补大肠、清大肠统称为推大肠。约 150 次（图 4 - 34）。

功效与临床

能止泻固脱，温中散寒。临床上常用于治疗腹痛腹泻、脱肛、便秘等症。

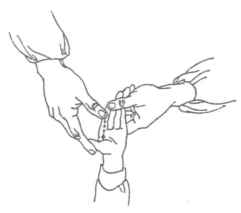

图 4 - 34　补大肠

7.小肠

小指尖至小指根尺侧边缘一直线。

操作

由小指尖向指根直推,称补小肠;由指根向指尖直推,称清小肠。补小肠、清小肠统称为推小肠。约150次(图4－35)。

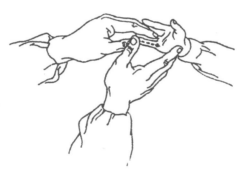

图4－35 补小肠

功效与临床

既能清热又能利尿。临床上常用于治疗小便短赤不利、遗尿、尿闭等症。

8.四横纹

位置

食、中、无名、小指的第一指间关节,掌面横纹处。

用拇指甲掐揉,称掐四横纹;四指并拢从食指横纹推向小指横纹,称推四横纹。各掐 5 次,推 150 次(图 4 - 36A、B)。

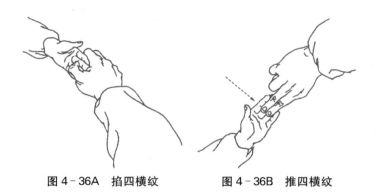

图 4 - 36A　掐四横纹　　　图 4 - 36B　推四横纹

能健脾理气,镇惊定喘。临床上常用于治疗疳积腹胀、消化不良、惊风、气短等症。

9. 小横纹

食、中、无名、小指掌指关节的掌面横纹处。

用拇指甲掐,称掐小横纹;用拇指侧推,称推小横纹。掐 5 次,推 150 次(图 4 - 37A、B)。

能退热理气，散积。临床上常用于治疗腹胀、便秘、口舌破溃等症。

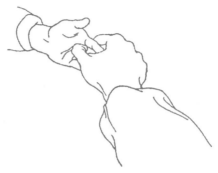

图 4‑37A　掐小横纹

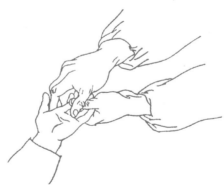

图 4‑37B　推小横纹

10. 胃经

拇指掌侧，近掌端的一节，即掌指关节处。

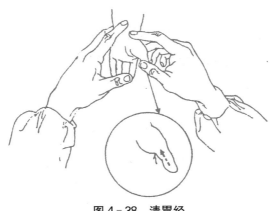

操作

旋推,称补胃经;向指根方向直推,称清胃经。约150次(图4-38)。

图4-38 清胃经

功效与临床

能降逆除烦,和胃助运,清泻中焦。临床上常用于治疗脘腹饱胀、消化不良、恶心呕逆、发热、便秘等症。

11.板门

位置

手掌大鱼际的平面。

操作

旋揉,医者用拇指端旋揉板门,称揉板门或称运板门；从指根推向腕横纹，称板门推向横纹；从腕纹推向指根，称横纹推向板门。约150次（图4－39A、B）。

功效与临床

能健脾和胃，理气化滞。临床上常用于治疗食欲不振、食积腹胀、呕吐、腹泻等症。

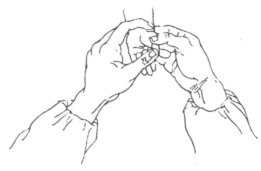

图4－39A　揉板门

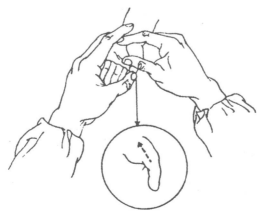

图4－39B　板门推向横纹

12. 内劳宫

握拳屈指,中指和无名指之间的掌心处。

中指端旋揉,称揉内劳宫。约 150 次(图 4 - 40)。

能清热泻火,除烦止渴。临床上常用于治疗发热、口渴、口舌生疮等症。

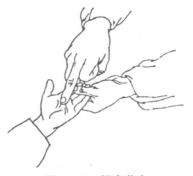

图 4 - 40　揉内劳宫

13. 内八卦

以掌心为圆心,从圆心至中指根横纹 2/3 处为半径所作圆。

顺时针方向旋推,称运内八卦。约 150 次(图

4-41）。

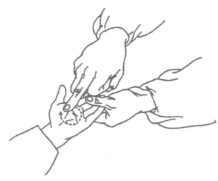

图 4-41　运内八卦

功效与临床

能宽胸理气，消食化滞。临床上常用于治疗咳嗽痰喘、食积腹胀、呕吐等症。

14. 小天心

位置

大小鱼际掌根交接凹陷处。

操作

中指旋揉，称揉小天心；用拇指甲掐，称掐小天心；以中指尖捣，称捣小天心（图 4-42）。

功效与临床

能镇惊清热，明目利尿。临床上常用于治疗夜啼不安、目赤惊风等症。

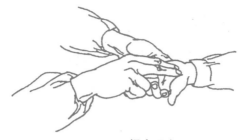

图 4 - 42 揉小天心

15. 运水入土、运土入水

拇指根至小指根横纹,沿手掌边缘的一条弧形曲线。

操作

由拇指根沿手掌边缘经小天心推运到小指根,称运土入水;由小指根沿手掌边缘经小天心推运到拇指根,称运水入土。约 150 次(图 4 - 43)。

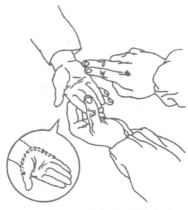

图 4 - 43 运土入水、运水入土

功效与临床

能健脾消食,利尿止泻。临床上常用于治疗脾虚纳呆、完谷不化、疳积、泄泻等症。

16. 总筋

位置

掌后横纹中点处。

操作

按揉,称揉总筋;用拇指甲掐,称掐总筋。揉约 150 次,掐约 3～5 次(图 4-44)。

功效与临床

能镇惊清热。临床上常用于治疗惊风夜啼、口舌生疮等症。

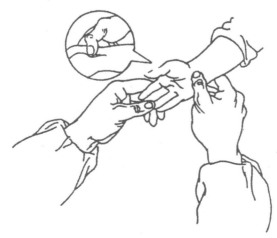

图 4-44 掐总筋

17. 十宣

十指指甲端内肉际处。

操作

用拇指甲掐,称掐十宣。掐5~10次(图4-45)。

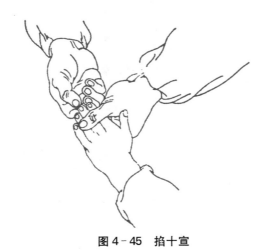

图4-45 掐十宣

功效与临床

能清热、开窍、醒脑。临床上常用于治疗高热抽搐、昏迷不省等症。

18. 二扇门

位置

掌背中指根两侧凹陷处。

操作

用拇指甲掐,称掐二扇门;用食、中二指端按揉,称揉二扇门。掐5次,揉150次(图4-46)。

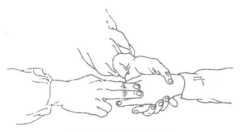

图4-46 揉二扇门

功效与临床

能解表镇惊。临床上常用于治疗发热无汗、惊风抽搐等症。

19. 外劳宫

位置

掌背当中,与内劳宫相对处。

操作

揉法,称揉外劳宫;掐法,称掐外劳宫。掐3～5次,揉150次(图4-47)。

功效与临床

能散寒解表,健脾消食,升阳举陷。临床上常用于治疗风寒感冒、五谷不化、疝气、脱肛、腹泻、遗尿等症。

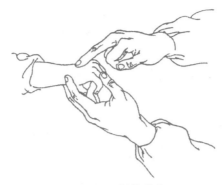

图 4 - 47　揉外劳宫

20. 外八卦

位置

位于掌背,与内八卦相对处。

操作

拇指顺时针方向掐运,称运外八卦,约 150 次

（图 4 - 48）。

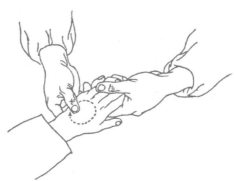

图 4 - 48　运外八卦

王定东融合推拿治疗图解

能宽胸理气，通便。临床上常用于治疗胸闷、腹胀、便秘等症。

21. 一窝风

腕背横纹正中凹陷处。

用中指端旋揉，称揉一窝风。约 150 次（图 4 - 49）。

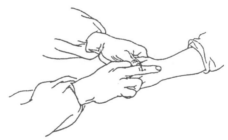

图 4 - 49　揉一窝风

能温中散寒，祛风解表。临床上常用于治疗风寒感冒、腹痛肠鸣、关节痹痛等症。

22. 三关

前臂桡侧阳池至曲池成一直线。

用食、中二指掌面或拇指桡侧偏峰,自腕推向肘,称推三关。如拇指弯曲,自拇指外侧向肘直推,称大推三关。约 150 次(图 4 - 50)。

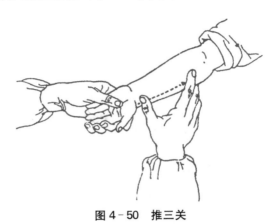

图 4 - 50　推三关

功效与临床

能温阳补气、散寒解表、健脾理气。临床上常用于治疗风寒感冒、食欲不振、疳积、呕吐、腹泻、体弱肢冷等症。

23. 天河水

位置

总筋至洪池(曲泽),前臂正中一直线。

操作

用食、中二指掌面,自总筋推向洪池,称清天河水;用食、中二指蘸水,自总筋至洪池,连续弹打,且以口吹气相随,称打马过天河。约 150 次(图 4 - 51)。

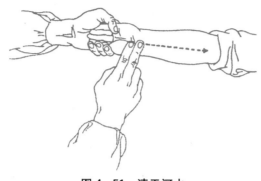

图 4 - 51 清天河水

功效与临床

能清热解表,镇惊泻火。临床上常用于治疗外感发热、咽干口燥、口舌生疮、惊风夜啼等症。

24. 六腑

位置

前臂尺侧,腕后横纹至肘成一直线。

操作

用拇指桡侧面或食、中二指掌面,自肘推向腕,称退六腑或推六腑。约 150 次(图 4 - 52)。

功效与临床

能退热镇惊,凉血解毒。临床上常用于治疗

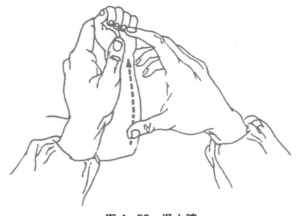

图 4 - 52　退六腑

高热惊风、咽痛、口舌生疮、腮腺肿大、口渴、便秘
等症。

五、下肢部（共 5 穴）

1. 百虫

位置

膝上内侧肌肉隆起处。

操作

用拇指按或拿，称按百虫或拿百虫。约 3～5
次（图 4 - 53）。

功效与临床

能舒筋通络，解除痉挛。临床上常用于治疗
下肢痹痛、瘫痪抽搐等症。

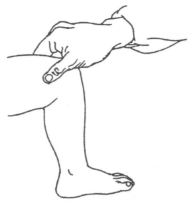

图 4‑53　按百虫

2. 足三里

外膝眼下 3 寸。

操作

用拇指端作按揉法,称按揉三里。约 50～100 次(图 4‑54)。

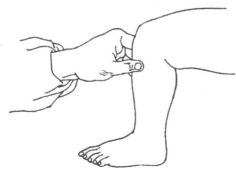

图 4‑54　按揉三里

能健脾和胃,益气强身。临床上常用于治疗呕吐腹泻、腹痛肠鸣、五谷不化、体弱面黄等症。

3. 三阴交

位置

内踝上三寸,沿胫骨后缘。

操作

指端按揉,称按揉三阴交。约 100～150 次(图 4‑55)。

功效与临床

能舒筋活络,健脾消食,通调水道。临床上常用于治疗遗尿、尿频、消化不良、下肢痹痛等症。

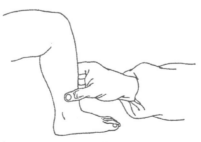

图 4‑55　按揉三阴交

4. 委中

位置

腘后横纹中央。

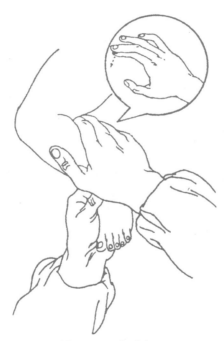

操作

用食、中二指钩拨,称拿委中(图4-56)。

功效与临床

既能止痛又能解除痉挛。临床上常用于治疗高热抽搐、下肢痿弱等症。

图4-56　拿委中

5. 涌泉

位置

足底前正中凹陷处。

用拇指罗纹面向足趾推,称推涌泉;用指端旋揉,称揉涌泉。约 50 次(图 4 – 57)。

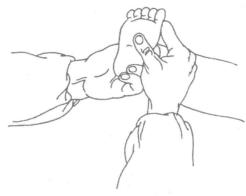

图 4 – 57　揉涌泉

能退热镇静,止吐止泻。临床上常用于治疗发热烦躁、呕吐腹泻等症。

六、 小儿推拿穴位总图

见图 4 – 61、62、63。

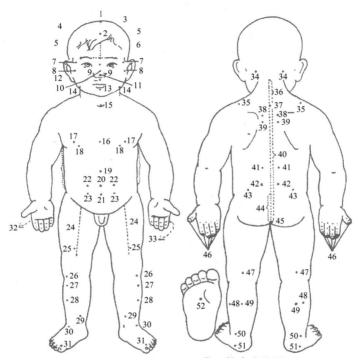

图 4－61 小儿正面、背面推拿穴位图

1. 百会　2. 囟门　3. 眉心　4. 攒竹　5. 坎宫　6. 山根　7. 太阳
8. 耳门　9. 迎香　10. 年寿　11. 准头　12. 人中　13. 承浆　14. 牙
关　15. 天突　16. 膻中　17. 乳旁　18. 乳根　19. 中脘　20. 脐
21. 丹田　22. 天枢　23. 肚角　24. 箕门　25. 百虫　26. 膝眼
27. 足三里　28. 前承山　29. 三阴交　30. 解溪　31. 大敦　32. 小
横纹　33. 四横纹　34. 耳后高骨　35. 肩井　36. 天柱　37. 大椎
38. 风门　39. 肺俞　40. 脊　41. 脾俞　42. 肾俞　43. 腰俞　44. 七
节骨　45. 龟尾　46. 十宣　47. 委中　48. 丰隆　49. 后承山
50. 昆仑　51. 仆参　52. 涌泉

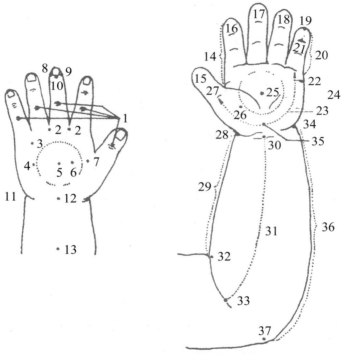

图 4 - 63　小儿上肢推拿穴位图

1. 五指节　2. 二扇门　3. 上马　4. 精宁　5. 外劳宫　6. 威灵
7. 合谷　8. 右端正　9. 左端正　10. 老龙　11. 外八卦　12. 一窝风
13. 膊阳池　14. 大肠　15. 脾经　16. 肝经　17. 心经　18. 肺经
19. 肾经　20. 小肠　21. 肾纹　22. 掌小横纹　23. 运土入水、运水
入土　24. 内八卦　25. 内劳宫　26. 板门　27. 胃经　28. 阳池
29. 三关　30. 总筋　31. 天河水　32. 曲池　33. 洪池　34. 阴池
35. 小天心　36. 六腑　37. 斜肘

第三节 小儿常见病辨证治疗

一、婴儿腹泻

婴儿腹泻是婴儿消化功能紊乱的一种常见病。临床上以腹泻、消化不良为主要症状。四季皆可发生，但以夏秋季为多见。主要是患儿脾胃虚弱、外感风邪、内伤饮食等因素造成。临床上常分为虚寒、实热两大类型。

辨证施术

（一）虚寒型

经常大便清稀、多泡沫、完谷不化，面黄神萎，舌苔白腻，脉濡细。治宜健脾益气，温中散寒为主。

取穴及操作

补脾经（图4-29A、B）；补大肠（图4-34）；推三关（图4-50）；揉脐（图4-20）；揉丹田（图4-22）；摩腹（图4-19）；推上节骨（图4-27）；揉龟尾（图4-28）；捏脊（图4-26B）；按揉三里（图4-54）。

（二）实热型

腹痛即泻，色黄而臭，小便黄赤，发热口干，苔黄腻，脉象滑数。治宜清利湿热为主。

清脾经(图4－29B);清大肠(见本章第二节"大肠"操作);清小肠(见本章第二节"小肠"操作);揉天枢(图4－21);摩腹(图4－19);揉龟尾(图4－28);推上七节骨(图4－27)。

注意饮食卫生,饮食要有节制,不要过食油腻食物。

二、 疳积

营养不良,体质羸弱,大便不调,纳呆腹胀,夜寐不安。治宜补中健脾,消食导滞为主。

补脾经(图4－29A);补肾经(见本章第二节"肾经"操作);揉板门(图4－39A);推四横纹(图4－36B);推三关(图4－50);运内八卦(图4－41);揉中脘(图4－18);揉天枢(图4－21);按揉三里(图4－54)。

合理喂养,不要偏食,加强体质锻炼。

三、 哮喘

由于气虚体弱,体质过敏,感受外邪,致使呼吸困难、张口抬肩、难以平卧。治宜宽胸理气、化痰止咳、平喘等为主。

清肺经(图4-32);揉膻中(图4-16A);揉肺俞(图4-24A);揉天突(图4-17);捏脊(图4-26B)。

注意事项

1. 生活要有规律,避免寒冷刺激。
2. 避免诱发因素,注意体育锻炼。
3. 加强营养,增强体质。

四、遗尿

三岁以上小儿在睡眠中"尿床",称为遗尿。都因先天肾气不足,后天失养,致使小儿体质虚弱,大脑排尿中枢发育迟缓,造成遗尿发生。小儿白天顽皮过分疲劳,夜里往往要发生不自主的排尿,如果日久不加治疗,将会影响小儿的正常生活。患儿常有面黄肌瘦,精神不振,眠中尿床等症。治宜温补脾肾为主。

取穴及操作

补脾经(图4-29A);补肺经(见本章第二节"肺经"操作);补肾经(见本章第二节"肾经"操作);揉丹

田(图 4 - 22);揉肾俞(图 4 - 25);按揉三阴交(图 4 - 55);推上七节骨(图 4 - 27);按揉百会(图 4 - 14)。

注意事项

1. 耐心教育小儿养成按时排尿的习惯,不要打骂、讥讽。

2. 加强体质锻炼,增强营养。

3. 坚持每天治疗一次,10～15 次为一个疗程。如治疗无效,需检查和排除其他器质性病变。

五、 小儿肌性斜颈

小儿肌性斜颈,主要是患侧胸锁乳突肌挛缩、血肿、肌化和肌纤维变性,致使患儿头部向患侧倾斜,颜面部方向也改变,并且患侧可发生肌肉萎缩,与健侧不相对称。若不抓紧治疗,将给小儿造成终生遗患。推拿对治疗此病有着理想的疗效。

取穴及操作

以患侧胸锁乳突肌为主要治疗部位。

1. 小儿取仰卧位,医生用食、中、无名三指罗纹面,作推揉法,施于患部,约3～5分钟(图 4 - 58)。

2. 小儿取仰卧位,医生用拇、食、中三指提拿患处,约3分钟(图 4 - 59)。

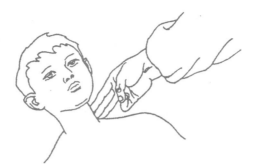

图 4 - 58 食、中、无名三指推揉

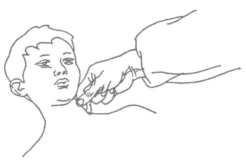

图 4 - 59 拇、食、中三指提拿

3. 医生一手扶住小儿患侧肩部,另一手扶住小儿头顶,缓慢用力,使头向健侧肩部倾斜牵拉,反复 3～5 次(图 4 - 60)。

4. 重复"1"操作 2 分钟。

注意事项

1. 医生手法宜轻柔,作头部倾斜牵拉时,不要超出正常生理活动范围。

2. 每天或隔天治疗一次。

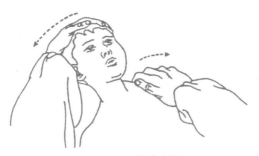

图 4 - 60　斜颈牵拉

六、 脱肛

小儿常因腹泻、便秘、体质羸弱、中气下陷等因素，使肛管直肠外翻、脱垂于肛门之外，形成脱肛。应及时进行推拿治疗。

临床常将脱肛分成虚证、实证两大类别。虚证常伴有面黄瘦弱、神疲乏力、夜寐盗汗、纳差、大便稀薄；实证常伴有大便干积、腹胀、肛门灼热肿痛。

取穴及操作

（一）虚证

补脾经（图 4 - 29A）；

按揉百会（图 4 - 14）；

推三关（图 4 - 50）；

揉龟尾（图 4 - 28）；

揉丹田（图 4 - 22）。

（二）实证

清大肠（见本章第二节"大肠"操作）；

推下七节骨（图 4 - 27）；

揉龟尾（图 4 - 28）；

摩腹（图 4 - 19）。

注意事项

1. 不宜给小儿久坐痰盂，小儿大便后脱出时，应用手轻柔按摩回纳进肛门。

2. 养成婴儿定时排便习惯。

3. 注意平时饮食卫生，不吃不洁食物或不易消化食物，严防腹泻。

七、夜啼

小儿常因心热脾虚、饮食所伤、惊吓等因素，致使夜眠时哭闹不休，不能安静入睡。属心热夜啼者，常伴有身热烦躁、面红唇赤、尿少而黄、大便干积；属脾虚夜啼者，常伴有面色青白、肢体厥冷、便稀、屈腰啼哭、拒乳不吮；属伤饮食者，常伴有腹胀厌食、矢气频多，口有酸臭；属惊吓啼哭者，常在熟睡时惊醒，醒后紧偎大人胸怀，略有响声便可惊哭不止。推拿治疗夜啼，有着明显的疗效。

取穴及操作

(一)心热夜啼

揉小天心(图4-42);

清天河水(图4-51);

摩腹(图4-19);

清心经(图4-30)。

(二)脾虚夜啼

按揉百会(图4-14);

揉小天心(图4-42);

推三关(图4-50);

摩腹(图4-19);

补脾经(图4-29A);

(三)伤饮食

清大肠(见本章第二节"大肠"操作);

揉板门(图4-39A);

运内八卦(图4-41);

摩腹(图4-19)。

(四)惊吓

按揉百会(图4-14);

清心经(图4-30);

掐总筋(图4-44);

摩腹(图4-19)。

1. 注意小儿防寒保暖，注意饮食有节，勿使过饱。对于婴儿喂奶要限时限量。

2. 小儿有惊吓症状者，要保持室内安静，并排除小儿是否有其他疾患。

附录 I

推拿练功

易筋经

我国古代劳动人民长期与自然疾病作斗争，总结出了很多强身健骨，益寿延年的锻炼方法，这些方法后人称之为"练功"。练功的方法很多，其中"易筋经"就是流传较广的功法。传说早在公元527年南北朝时期，有一位印度达摩禅师来到中国，他经过多年修道打坐，练就一套中国传统气功——易筋经。它的要领是练功时必须精神内守，气沉丹田，刚柔相济，呼吸导引。古人所说的"天有日月星，人有精气神，天地人合一，得气形自成"，是值得后人深刻领悟的。

易筋经十二式

一、韦驮献杵第一势

原文　立身期正直，环拱手当胸，气定神皆敛，心澄貌亦恭。

预备势　并步,头平,两目平视,口微张,舌抵上腭,含胸拔背,直腰,两臂自然下垂,五指及足尖并拢。呼吸自然。

动作姿势

(一)左足旁开一步,与肩相平,足掌踏地,两膝微松。

(二)双手徐徐向前上提,置胸前成抱球势。松肩、垂肘,指端相对。

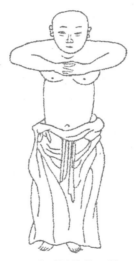

韦驮献杵第一势

二、 韦驮献杵第二势

原文　足趾挂地,两手平开,心平气静,目瞪口呆。

预备势　立正。

两手用力下按,掌心向地,指端向前,徐徐上提平胸,翻掌朝天,一字平开,肘部伸直。两膝欲直,足跟踮起,足凹相靠,足掌踏实。

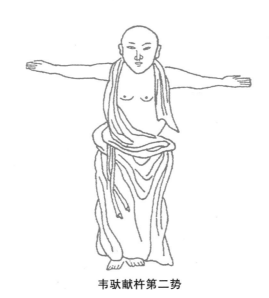

韦驮献杵第二势

三、韦驮献杵第三势

原文　掌托天门目上观,足尖着地立身端,身周髌(腿)胁浑如直,咬紧牙关不放宽,舌可生津将腭抵,鼻能调息觉心安,两拳缓缓收回处,用力还将挟重看。

预备势　立正。

动作姿势

（一）左脚旁开，与肩等宽，足尖着地，足跟踮起。腿直，蓄腰收臀。两掌心朝天，上举过头，四指并拢，拇指分开成直角，两手指端相对间距约一寸。沉肩肘微曲，仰头，目观掌背，舌抵上腭，鼻息调匀。

（二）收势：两掌变拳，自上往下收至腰部，拳心向上。拳收至腰肘，足跟随之缓缓落地。

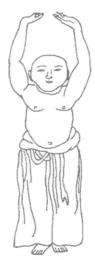

韦驮献杵第三势

四、摘星换斗

原文　只手擎天掌覆头，更从掌内注双眸，鼻端吸气频调息，用力收回左右俦。

预备势　立正。

动作姿势

（一）右足向前半步，与左足成丁字形，右足跟与左足间距约一拳。左腿弯曲半蹲，右足跟提起，足尖着地。

（二）右手五指微屈如钩状，屈腕上举过头，掌心朝下，左手屈肘握空拳（拇指在里，四肢在外）置于腰后，拳心朝后。

（三）头同时略向右侧抬起，双目注视右掌心。舌抵上腭，鼻息调匀。

换势，左右动作相同。

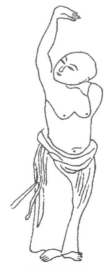

摘星换斗势

五、倒拽九牛尾

原文　两骹(腿)后伸前屈,小腹运气空松,用力在于两膀,观拳须注双瞳。

预备势　立正。

动作姿势

(一)右足向前一大步,成前弓及箭步,膝不过足尖,上身正直。两手握空拳,前后伸出,两肘微屈,拳心向上。前拳高不过眉,后拳向后离臀约四寸许,前后对称。

(二)两拳用力取回,拳心向面,肘不过膝,膝不过足,头微向左侧,双目注拳。右上肢外旋,左上肢内旋成绞绳状。保持肩平,背直,收臀。鼻息调匀。

换势,左右相同。

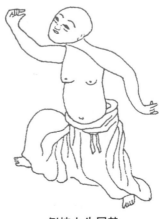

倒拽九牛尾势

六、 出爪亮翅势

原文　挺身兼怒目，推手向当前，用力收回处，功须七次全。

预备势　立正，两手握拳，拳心向上，放于两腰侧。

动作姿势

（一）两拳上提至胸变拳，翻掌向前，拇指端相接，四指并拢，肩、肘、掌要平，腰背挺直。

（二）两手十指用力上翘分开，两目平视拇指端。足掌踏实，膝含蓄勿屈，舌抵上腭，运气下沉。用力缓缓收回吸气，再缓缓推出呼气，反复七次。

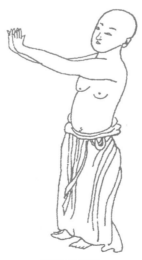

出爪亮翅势

七、九鬼拔马刀势

原文　侧身弯肱,抱顶及颈,自头收回,弗嫌力猛,左右相轮,身直气静。

预备势　立正。

动作姿势

(一)右手上举过头抱颈,头略前俯,左掌心贴背,五指自然分开,指端向上。

(二)颈部用力上抬,头后仰;右手掌用力下按,肘弯要尽力向上,使颈、手两力相争。两目左视。

左右轮,身直气静。

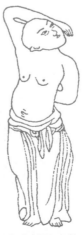

九鬼拔马刀势

八、 三盘落地势

原文　上腭坚撑舌,张眸意注牙,足开蹲似踞,手按猛如挈,两掌翻齐起,千斤重有加,瞪睛兼闭口,起立足旁斜。

预备势　立正。

动作姿势

（一）左足旁开一步,两足间距略宽于肩,足尖稍微内收,屈膝下蹲,成马裆势。

（二）两手从胸前上举,掌心朝上如托物,高不过眉。掌心翻转朝下,缓缓下复,五指分开,虎口朝内,如握物状,空悬于膝盖上,上身略向前俯。

（三）上身转为正直,前胸微挺,后背如弓,头如顶物,两目平视。舌抵上腭,口微张,鼻息调匀。

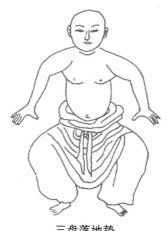

三盘落地势

九、青龙探爪势

原文　青龙探爪,左从右出,修士效力,掌平气实,力周肩背,回收过膝,两目注平,息调心谧。

预备势　立正。

动作姿势

两手握拳,拳心向上,置于腰侧。上身左转,右拳变掌,掌心向上,缓缓向左前方推出,高不过眉,掌欲平,目注掌。肩背着力,拇指用力内屈外倾,四指并拢,肩松肘直,身向前倾。缓缓回收过膝,膝勿屈,足勿移动。

左右轮换。

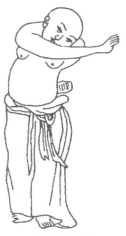

青龙探爪势

十、 卧虎扑食势

原文　两足分蹲身似倾，屈伸左右骻相更，昂头胸作探前势，偃背腰还似砥平。鼻息调元均出入，指尖着地赖支撑，降龙伏虎神仙事，学得真形也卫生。

预备势　立正。

动作姿势

（一）右足向右跨出一大步，右足稍向右偏斜，成前弓后箭"右弓箭步"。

（二）两手向前五指着地，掌心悬空。后足跟稍稍提起，头略向上抬起，目向前视。

（三）前足收回，足背置于后足跟上。

（四）全身后收，臀部腾起，双肘撑直，昂首向前运行。离地约一拳许，此时两肘弯曲，左足尖着地，全身向前，往返起伏，势如饿虎扑食。

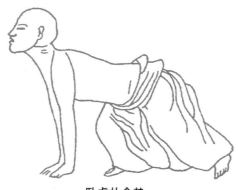

卧虎扑食势

十一、打躬势

原文　两手齐持脑，垂腰至膝前，头惟探胯下，口更齿牙关，掩耳聪教塞，调元气自闲，舌尖还抵腭，力在肘双弯。

预备势　立正，左足横开一步，与肩等宽，双足内扣。

动作姿势

（一）两手抱头，十指相握，掌心贴耳。先向左侧转，再向右侧转，往返七次。

（二）躬腰直膝前俯，力求头向胯靠。

舌抵上腭，呼吸自然。往复5～7次。

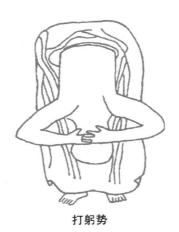

打躬势

王定东融合推拿治疗图解

十二、 掉尾势

原文 膝直膀伸，推手至地，瞪目昂头，凝神一志，起而顿足，二十一次，左右伸肱，以士为志，更作坐功，盘膝垂眦，口注于心，息调于鼻，定静乃起，厥动维备。

预备势 立正。

动作姿势

（一）两手指相握仰掌上举，肘欲直，目平视。继而弯腰前俯，两手缓缓向下直推至地，如未能触地，可逐渐练就。

（二）两手握足跟或抱腿，头尽量向腿俯靠，须瞪目昂首，肘膝欲直。

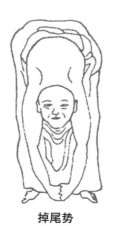

掉尾势

附 录 II

针灸歌赋

二、 百症赋

——选自明·高武《针灸聚英》

百症腧穴,再三用心。囟会连于玉枕,头风疗以金针。悬颅颔厌之中,偏头痛止;强间丰隆之际,头痛难禁。

原夫面肿虚浮,须仗水沟、前顶;耳聋气闭,全凭听会、翳风。面上虫行有验,迎香可取;耳中蝉噪有声,听会堪攻。目眩兮,支正、飞扬;目黄兮,阳纲、胆俞。攀睛攻少泽、肝俞之所,泪出刺临泣、头维之处。目中漠漠,即寻攒竹、三间;目觉䀮䀮①,急取养老、天柱。

观其雀目肝气,睛明、行间而细推;审他项强伤害,温溜、期门而主之。廉泉、中冲,舌下肿疼堪取;天府、合谷,鼻中衄血宜追。耳门、丝竹空,住

---

① 䀮(huāng):古汉字。䀮䀮,指两眼视物模糊不清。

牙疼于顷刻;颊车、地仓穴,正口㖞于片时。喉痛兮,液门、鱼际去疗,转筋兮,金门、丘墟来医。阳谷、侠溪、颔肿口噤并治;少商、曲泽,血虚口渴同施。通天去鼻内无闻之苦,复溜祛舌干口燥之悲。哑门、关冲,舌缓不语而要紧;天鼎、间使,失音嗫嚅而休迟。太冲泻唇㖞以速愈,承浆泻牙疼而即移。项强多恶风,束骨相连于天柱;热病汗不出,大都更接于经渠。

且如两臂顽麻,少海就傍于三里;半身不遂,阳陵远达于曲池。建里、内关、扫尽胸中之苦闷;听宫、脾俞,祛残心下之悲凄。久知胁肋疼痛,气户、华盖有灵;腹内肠鸣,下脘、陷谷能平。胸胁支满何疗,章门、不容细寻;膈疼饮蓄难禁,膻中、巨阙便针。胸满更加噎塞,中府、意舍所行;胸膈停留瘀血,肾俞、巨髎宜征。胸满项强,神藏、璇玑已试;背连腰痛,白环、委中曾经。脊强兮,水道,筋缩;目瞤兮,颧髎、大迎。痓病非颅息而不愈,脐风须然谷而易醒。委阳、天池,腋肿针而速散;后溪、环跳,腿疼刺而即轻。梦魇不宁,厉兑相谐于隐白;发狂奔走,上脘同起于神门。惊悸怔忡,取阳交、解溪勿误;反张悲哭,仗天冲、大横须精。癫疾必身柱、本神之令,发热仗少冲、曲池之津。岁热时行,陶道复求肺俞理;风痫常发,神道须还心俞宁。湿寒湿热下髎定，厥寒厥热涌泉清。寒栗恶寒，二间疏通阴郄暗；烦心呕吐，幽门开彻玉堂明。行间、涌泉，主消渴之肾竭；阴陵、水分，去水肿之脐盈。痨瘵传尸，趋魄户、膏肓之路；中邪霍乱，寻阴谷、三里之程。治疸消黄，谐后溪、劳宫而看；倦言嗜卧，往通里、大钟而明。咳嗽连声，肺俞须迎天突穴；小便赤涩，兑端独泻太阳经。刺长强与承山，善主肠风新下血；针三阴与气海，专司白浊久遗精。

且如肓俞、横骨，泻五淋之久积；阴郄、后溪，治盗汗之多出。脾虚谷以不消，脾俞、膀胱俞觅；胃冷食而难化，魂门、胃俞堪责。鼻痔必取龈交，瘿气须求浮白。大敦、照海，患寒疝而善蠲；五里、臂臑，生疬疮而能治。至阴、屏翳，疗痒疾之疼多；肩髃、阳溪，消隐风之热极。

抑又论妇人经事改常，自有地机、血海；女子少气漏血，不无交信、合阳。带下产崩，冲门、气冲宜审；月潮违限，天枢、水泉细详。肩井乳痈则极效，商丘痔瘤而最良。脱肛趋百会、尾翳之所，无子搜阴交、石关之乡。中脘主乎积痢，外丘收乎大肠。寒疟兮商阳、太溪验；疬癖兮冲门、血海强。

夫医乃人之司命，非志士而莫为；针乃理之渊微，须至人之指教。先穷其病源，后攻其穴道，随手见功，应针取效。方知玄理之玄，始达妙中之妙。此篇不尽，略举其要。

二、马丹阳天星十二穴治杂病歌
——选自明·徐凤《针灸大全》

三里内庭穴，曲池合谷接，委中配承山，太冲昆仑穴，环跳与阳陵，通里并列缺。合担用法担，合截用法截，三百六十穴，不出十二诀。治病如神灵，浑如汤泼雪，北斗降真机，金锁教开彻，至人可传授，匪人莫浪说。

其一，三里膝眼下，三寸两筋间。能通心腹胀，善治胃中寒；肠鸣并泄泻，腿肿膝胻酸；伤寒羸瘦损，气蛊及诸般。年过三旬后，针灸眼便宽。取穴当审的，八分三壮安。

其二，内庭次趾外，本属足阳明。能治四肢厥，喜静恶闻声；隐疹咽喉痛，数欠及牙疼；疟疾不能食，针着便惺惺。

其三，曲池拱手取，屈肘骨边求。善治肘中痛，偏风手不收；挽弓开不得，筋缓莫梳头；喉闭促欲死，发热更无休，遍身风癣癞，针着即时瘳。

其四，合谷在虎口，两指歧骨间。头疼并面肿，疟疾热还寒，齿龋鼻衄血，口噤不开言。针入五分深，令人即便安。

其五，委中曲腘里，横纹脉中央。腰疼不能

举,沉沉引脊梁,酸痛筋莫展,风痹复无常,膝头难伸屈,针入即安康。

其六,承山名鱼腹,腨肠分肉间。善治腰疼痛,痔疾大便难,脚气并膝肿,辗转战疼酸,霍乱及转筋,穴中刺便安。

其七,太冲足大趾,节后二寸中。动脉知生死,能医惊痫风。咽喉并心胀,两足不能行。七疝偏坠肿,眼目似云朦,亦能疗腰痛,针下有神功。

其八,昆仑足外踝,跟骨上边寻。转筋腰尻痛,暴喘满冲心。举步行不得,一动即呻吟。若欲求安乐,须于此穴针。

其九,环跳在髀枢,侧卧屈足取。折腰莫能顾,冷风并湿痹。腿胯连腨痛,转侧重唏嘘。若人针灸后,顷刻病消除。

其十,阳陵居膝下,外廉一寸中。膝肿并麻木,冷痹及偏风。举足不能起,坐卧似衰翁。针入六分止,神功妙不同。

其十一,通里腕侧后,去腕一寸中。欲言声不出,懊侬及怔忡。实则四肢重,头腮面颊红,虚则不能食,暴喑面无容。毫针微微刺,方信有神功。

其十二,列缺腕侧上,次指手交叉,善疗偏头患,遍身风痹麻。痰涎频壅上,口噤不开牙。若能明补泻,应手即如拿。

三、 标幽赋

——选自金·窦汉卿《针经指南》

拯救之法，妙用者针。察岁时于天道，定形气于予心。春夏瘦而刺浅，秋冬肥而刺深。不穷经络阴阳，多逢刺禁；既论脏腑虚实，须向经寻。

原夫起自中焦，水初下漏，太阴为始，至厥阴而方终；穴出云门，抵期门而最后。正经十二，别络走三百余支；正侧偃伏，气血有六百余候。手足三阳，手走头而头走足；手足三阴，足走腹而胸走手。要知迎随，须明逆顺。

况夫阴阳，气血多少为最。厥阴太阳，少气多血；太阴少阴，少血多气；而又气多血少者，少阳之分；气盛血多者，阳明之位。先详多少之宜，次察应至之气。轻滑慢而未来，沉涩紧而已至。既至也，量寒热而留疾；未至者，据虚实而候气。气之至也，若鱼吞钩饵之浮沉；气未至也，似闲处幽堂之深邃。气速至而效速，气迟至而不治。

观夫九针之法，毫针最微，七星上应，众穴主持。本形金也，有蠲邪扶正之道；短长水也，有决凝开滞之机。定刺象木，或斜或正；口藏比火，进阳补羸。循机扪而可塞以象土，实应五行而可知。然是三寸六分，包含妙理；虽细桢于毫发，同贯多歧。可平五脏之寒热，能调六腑之实虚。拘挛闭塞，遣八邪而去矣；寒热痛痹，开四关而已之。

凡刺者，使本神朝而后入；既刺也，使本神定而气随。神不朝而勿刺，神已定而可施。定脚处，取气血为主意；下手处，认水木是根基。天地人三才也，涌泉同璇玑百会；上中下三部也，大包与天枢地机。阳跷阳维并督带，主肩背腰腿在表之病；阴跷阴维任冲脉，去心腹胁肋在里之疑。二陵二跷二交，似续而交五大；两间两商两井，相依而别两支。

大抵取穴之法，必有分寸，先审自意，次观肉分；或伸屈而得之，或平直而安定。在阳部筋骨之侧，陷下为真；在阴分郄腘之间，动脉相应。取五穴用一穴而必端；取三经用一经而可正。头部与肩部详分，督脉与任脉易定。明标与本，论刺深刺浅之经；住痛移疼，取相交相贯之径。

岂不闻脏腑病，而求门海俞募之微；经络滞，而求原别交会之道。更穷四根三结，依标本而刺无不痊；但用八法五门，分主客而针无不效。八脉始终连八会，本是纪纲；十二经络十二原，是为枢要。一日刺六十六穴之法，方见幽微，一时取一十二经之原，始知要妙。

原夫补泻之法，非呼吸而在手指；速效之功，要交正而识本经。交经缪刺,左有病而右畔取;泻络远针,头有病而脚上针。巨刺与缪刺各异,微针与妙刺相通。观部分而知经络之虚实,视浮沉而辨脏腑之寒温。且夫先令针耀,而虑针损;次藏口内,而欲针温。目无外视,手如握虎;心无内慕,如待贵人。左手重而多按,欲令气散;右手轻而徐入,不痛之因。空心恐怯,直立侧而多晕;背目沉掐,坐卧平而没昏。

推于十干十变,知孔穴之开阖;论五行五脏,察日时之旺衰。伏如横弩,应若发机。阴交阳别,而定血晕;阴跷阳维,而下胎衣。痹厥偏枯,迎随俾经络接续;漏崩带下,温补使气血依归。静以久留,停针候之。必准者,取照海治喉中之闭塞;端的处,用大钟治心内之呆痴。

大抵疼痛实泻,痒麻虚补。体重节痛而输居,心下痞满而井主。心胀咽痛,针太冲而必除;脾冷胃疼,泻公孙而立愈。胸满腹痛刺内关,胁疼肋痛针飞虎。筋挛骨痛而补魂门,体热劳嗽而泻魄户。头风头痛,刺申脉与金门;眼痒眼疼,泻光明与地五。泻阴郄止盗汗,治小儿骨蒸;刺偏历利小便,医大人水蛊。中风环跳而宜刺,虚损天枢而可取。

由是午前卯后,太阴生而疾温;离左酉南,月朔死而速冷。循扪弹弩,留吸母而坚长;爪下伸提,疾呼子而嘘短。动退空歇,迎夺右而泻凉;推内进搓,随济左而补暖。

慎之!大患危疾,色脉不顺而莫针;寒热风阴,饥饱醉劳而切忌。望不补而晦不泻,弦不夺而朔不济。精其心而穷其法,无灸艾而坏其皮;正其理而求其原,免投针而失其位。避灸处而加四肢,四十有九;禁刺处而除六俞,二十有二。

抑又闻,高皇抱疾未瘥,李氏刺巨阙而后苏;太子暴死为厥,越人针维会而复醒。肩井曲池,甄权刺臂痛而复射;悬钟环跳,华陀刺躄足而立行。秋夫针腰俞而鬼免沉疴,王纂针交俞而妖精立出。刺肝俞与命门,使瞽士视秋毫之末;取少阳与交别,俾聋夫听夏蚋之声。

嗟夫!去圣逾远,此道渐坠。或不得意而散其学,或愆其能而犯禁忌。愚庸智浅,难契于玄言;至道渊深,得之者有几?偶述斯言,不敢示诸明达者焉,庶几乎童蒙之心启。

四、金针赋

——选自明·徐凤《针灸大全》

观夫针道,捷法最奇。须要明于补泻,方可起于倾危。先分病之上下,次定穴之高低。头有病而足取之，左有病而右取之。男子之气，早在上而晚在下，取之必明其理；女子之气，早在下而晚在上，用之必识其时。午前为早属阳，午后为晚属阴，男女上下，凭腰分之。手足三阳，手走头而头走足；手足三阴，足走腹而胸走手。阴升阳降，出入之机。逆之者为泻、为迎，顺之者为补、为随。春夏刺浅者以瘦，秋冬刺深者以肥。更观元气厚薄，浅深之刺犹宜。

原夫补泻之法，妙在呼吸手指。男子者，大指进前左转，呼之为补，退后右转，吸之为泻，提针为热，插针为寒；女子者，大指退后右转，吸之为补，进前左转呼之为泻，插针为热，提针为寒。左与右各异，胸与背不同，午前者如此，午后者反之。是故爪而切之，下针之法；摇而退之，出针之法；动而进之，催针之法；循而摄之，行气之法。搓而去病，弹则补虚，肚腹盘旋，扪为穴闭。重沉豆许曰按，轻浮豆许曰提。一十四法，针要所备。补者一退三飞，真气自归；泻者一飞三退，邪气自避。补则补其不足，泻则泻其有余。有余者为肿为痛曰实，不足者为痒为麻曰虚。气速效速，气迟效迟，死生贵贱，针下皆知。贱者硬而贵者脆，生者涩而死者虚，候之不至，必死无疑。

且夫下针之先，须爪按重而切之，次令咳嗽一声,随咳下针。凡补者呼气,初针刺至皮内,乃曰天才;少停进针,刺入肉内,是曰人才;又停进针,刺至筋骨之间,名曰地才。此为极处,就当补之,再停良久,却须退针至人之分,待气沉紧,倒针朝病,进退往来,飞经走气,尽在其中矣。凡泻者吸气,初针至天,少停进针,直至于地,得气泻之,再停良久,即须退针,复至于人,待气沉紧,倒针朝病,法同前矣。其或晕针者,神气虚也,以针补之,以袖掩之,口鼻气回,热汤与之,略停少顷,依前再施。

及夫调气之法,下针至地之后,复人之分;欲气上行,将针右捻;欲气下行,将针左捻;欲补先呼后吸,欲泻先吸后呼。气不至者,以手循摄,以爪切掐,以针摇动,进捻搓弹,直待气至。以龙虎升腾之法,按之在前,使气在后,按之在后,使气在前。运气走至疼痛之所,以纳气之法,扶针直插,复向下纳,使气不回。若关节阻涩,气不过者,以龙虎龟凤通经接气,大段之法,驱而运之,仍以循摄爪切,无不应矣,此通仙之妙。

况夫出针之法,病势既退,针气微松,病未退者,针气如根,推之不动,转之不移,此为邪气吸拔其针,乃真气未至,不可出之;出之者其病即复,再须补泻,停以待之,直候微松,方可出针豆许,摇而停之。补者吸之去疾,其穴急扪;泻者呼之去徐,其穴不闭。欲令腠密,然后吸气。故曰:下针贵迟,太急伤血;出针贵缓,太急伤气。以上总要,于斯尽矣。

考夫治病,其法有八:一曰烧山火,治顽麻冷痹,先浅后深,凡九阳而三进三退,慢提紧按,热至,紧闭插针,除寒之有准。二曰透天凉,治肌热骨蒸,先深后浅,用六阴而三出三入,紧提慢按,寒至,徐徐举针,退热之可凭。皆细细搓之,去病准绳。三曰阳中隐阴,先寒后热,浅而深,以九六之法,则先补后泻也。四曰阴中隐阳,先热后寒,深而浅,以六九之方,则先泻后补也。补者直须热至,泻者务待寒侵,犹如搓线,慢慢转针,法浅则用浅,法深则用深,二者不可兼而紊之也。五曰子午捣臼,水蛊膈气,落穴之后,调气均匀,针行上下,九入六出,左右转之,十遭自平。六曰进气之诀,腰背肘膝痛,浑身走注疼,刺九分,行九补,卧针五七吸,待气上下。亦可龙虎交战,左捻九而右捻六,是亦住痛之针。七曰留气之诀,痃癖癥瘕,刺七分,用纯阳,然后乃直插针,气来深刺,提针再停。八曰抽添之诀,瘫痪疮癞,取其要穴,使九阳得气,提按搜寻,大要运气周遍,扶针直插,复向下纳,回阳倒阴,指下玄微,胸中活法,一有未应,反复再施。

　　若夫过关过节催运气,以飞经走气,其法有四:一曰青龙摆尾,如扶船舵,不进不退,一左一右,慢慢拨动。二曰白虎摇头,似手摇铃,退方进圆,兼之左右,摇而振之。三曰苍龟探穴,如入土之象,一退三进,钻剔四方。四曰赤凤迎源,展翅之仪,入针至地,提针至天,候针自摇,复进其原,上下左右,四围飞旋,病在上吸而退之,病在下呼而进之。

　　至夫久患偏枯,通经接气之法,已有定息寸数。手足三阳,上九而下十四,过经四寸;手足三阴,上七而下十二,过经五寸。在乎摇动出纳,呼吸同法,驱运气血,顷刻周流,上下通接,可使寒者暖而热者凉,痛者止而胀者消。若开渠之决水,立时见功,何倾危之不起哉? 虽然,病有三因,皆从气血,针分八法,不离阴阳。盖经脉昼夜之循环,呼吸往来之不息,和则身体康健,否则疾病竞生。譬如天下国家地方,山海田园,江河溪谷,值岁时风雨均调,则水道疏利,民安物阜。其或一方一所,风雨不均,遭以旱涝,使水道涌竭不通,灾忧遂至。人之气血,受病三因,亦犹方所之于旱涝也。盖针砭所以通经脉,均气血,蠲邪扶正,故曰捷法最奇者哉。

磋夫！轩岐古远，卢扁久亡，此道幽深，非一言而可尽，斯文细密，在久习而能通。岂世上之常辞，庸流之泛术。得之者若科之及第，而悦于心；用之者如射之发中，而应于目。述自先圣，传之后学，用针之士，有志于斯，果能洞造玄微，而尽其精妙，则世之伏枕之疴，有缘者遇针，其病皆随手而愈矣。

五、 四总穴歌

——选自明·高武《针灸聚英》

肚腹三里留，腰背委中求。

头项寻列缺，面口合谷收。

六、 小儿推拿歌

（一）保婴赋（《幼科推拿秘书》）

人禀天地，全而最灵，原无夭札，善养则存。

始生为幼，三四为小，七龆①八龀②，九童十稚。

惊痫疳癖，伤食中寒，汤剂为难，推拿较易。

---

① 龆（tiáo）：指乳牙脱落。
② 龀（chèn）：换牙齿的年龄，长恒牙。

以其手足，联络脏腑，内应外通，察识详备。

男左女右，为主看之，先辨形色，次观虚实。

认定标本，手法袪之，寒热温凉，取效指掌。

四十余穴，有阴有阳，十三手法，至微至妙。

审症欲明，认穴欲确，百治百灵，万不失一。

（二）手法治病歌（《幼科推拿秘书》）

水底明月最为凉。清心止热此为强。

飞金走气能行气。赤凤摇头助气良。

黄蜂入洞最为热。阴症白痢并水泻。

发汗不出后用之。顿教孔窍皆通泄。

大肠侧推到虎口。止吐止泻断根源。

疟痢羸瘦并水泻。心胸痞满也能痊。

掐肺经络节与离。推离往乾中要轻。

冒风咳嗽并吐逆。此筋推掐抵千金。

肾水一纹是后溪。推下为补上为清。

小便闭塞清之妙。肾经虚损补为能。

六腑专治脏腑热。遍身潮热大便结。

人事昏沉总可推。去火浑如汤泼雪。

总筋天水皆除热。口中热气并刮舌。

心惊积热火眼攻。推之即好真妙诀。

五经运通脏腑塞。八卦开通化痰逆。

胸膈痞满最为先。不是知音莫与泄。

四横纹和上下气。吼气肚痛掐可止。

二人上马清补肾。小肠诸病俱能理。

阴阳能除寒与热。二便不通并水泻。

诸病医家先下手。带绕天心坎水诀。

人事昏迷痢疾攻。疾忙急救要口诀。

天门双掐到虎口。斗肘重揉又生血。

一掐五指节与离。有风被喝要须知。

小天心能生肾水。肾水虚少推莫迟。

板门专治气促攻。扇门发热汗宜通。

一窝风能治肚痛。阳池穴上治头疼。

外牢治泻亦可用。拿此又可止头疼。

精灵穴能医吼气。威灵促死能回生。

（三）各穴用法总歌（《幼科推拿秘书》）

心经一掐外牢宫。三关之上慢从容。

汗若不来揉二扇。黄蜂入洞有奇功。

肝经有病患多痹。推补脾土病即除。

八卦大肠应有用。飞金走气亦相随。

咳嗽痰涎呕吐时。一经清肺次掐离。

离宫推至干宫至。两头重实中轻虚。

饮食不进补脾土。人事瘦弱可为之。

屈为补兮清直泄。妙中之妙有玄机。

小水赤黄亦可清。但推肾水掐横纹。

短少之时宜用补。赤热清 之得安宁。

大肠有病泄泻多。侧推大肠久按摩。

分理阴阳皆顺息。补脾方得远沉疴。

小肠有病气来攻。横纹板门推可通。

用心记取向导穴。管教却病快如风。

命门有病元气亏。脾土大肠八卦为。

侧推三关真火足。天门斗肘免灾危。

三焦有病生寒热。天河六腑神仙诀。

能知取水解炎蒸。分别阴阳掐指节。

膀胱有病作淋疴。补水八卦运天河。

胆经有病口作苦。重推脾土莫蹉跎。

肾经有病小便涩。推动肾水即清澈。

肾脉经传小指尖。依方推掐无差忒。

胃经有病食不消。脾土大肠八卦调。

胃口凉时心作哕。板门温热始为高。

心经有热发迷痴。天河水过作洪池。

心若有病补上膈。三关离火莫延迟。

肝经有病患闭目。推动脾土效即速。

脾若热时食不进。再加六腑病除速。

（四）拿法（《小儿推拿广意》）

太阳二穴属阳明，起手拿之定醒神。

耳背穴原从肾管，惊风痰吐一齐行。

肩井肺经能发汗，脱肛痔漏总能遵。

及至奶旁尤属胃，去风止吐力非轻。

曲池脾经能定搐，有风有急也相应。

肚痛太阴脾胃络，肚痛泄泻任拿停。

下部肢肢百虫穴，调和手足止诸惊。

肩上琵琶肝脏络，本宫壮热又清神。

合谷穴原连虎口，开关开窍解昏沉。

鱼肚脚胫抽骨处，醒神止泻少阳经。

莫道膀胱无大助，两般闭结要他清。

十二三阴交穴尽，流通血脉自均匀。

记得急惊从上起，慢惊从下上而行。

此是神仙真妙诀，须教配合要知音。

天吊眼唇都向上，琵琶穴上配三阴。

先是百虫穴走马，通关之后降痰行。

角弓反张人惊怕，十二惊中急早针。

肩井颊车施莫夺，荆汤调水服千金。

此后男人从左刺，女人反此右边针。

生死入门何处一，指头中甲掐知音。

此是小儿真妙诀。更于三部看何惊。

（五）又拿法（《小儿推拿广意》）

究其发汗如此说，要在三关用手诀。

只掐心经与劳宫，大汗三次何愁些。

不然重掐二扇门，大如淋雨无休歇。

右治弥盛并水泻，重掐大肠经一节。

推侧虎口见工夫。再推阴阳分寒热。

若问男女咳嗽多，要知肺经多推说。

离宫推起乾宫止，中间只许轻轻捏。

一运八卦开胸膈，四推横纹和气血。

五脏六腑气来闭，运动五经开其塞。

饮食不进人作吓，动推脾土即吃得。

饮食若减人瘦弱，该补脾土何须说。

若还小便兼赤白，小横纹与肾水节。

往上而推为之凉，往下而推为之热。

小儿如着风水吓，推动五经手指节。

先运八卦后揉之，自然平息风关脉。

大便闭塞久不通，皆因六腑受多热。

小横纹上用手工，揉掐肾水下一节。

口吐热气心经热，只要天河水清切。

总上掐到往下推，万病之中都用得。

若还遍身不退热，外劳宫揉掐多些。

不问大热与大潮，只消水里捞明月。

天河虎口斗肘穴，重揉顺气又生血。

黄蜂入洞寒阴症，冷痰冷咳都治得。

阳池穴上止头疼，一窝风治肚痛疾。

威灵穴救卒暴死，精宁穴治咳嗽逆。

男女眼若睁上去，重揉大小天心穴。

二人上马补肾水，管教苏醒在顷刻。

饮食不进并咳嗽，九转三回有定穴。

运动八卦分阴阳，离坎震乾有分别。

肾水一纹是后溪，推上为补下为泄，

小便闭塞清之妙，肾经虚便补为捷。

六腑专治脏腑热，遍身寒热大便结，

人事昏沉总可推，去病浑如汤沃雪。

总筋天河水除热，口中热气并弄舌，

心经积热眼赤红，推之即好真口诀。

四横纹和上下气，吼气肚痛皆可止。

五经能通脏腑热，八卦开胸化痰逆，

胸膈痞满最为先，不是知音莫与诀。

阴阳能除寒与热，二便不通并水泄，

人为昏沉痢疾攻，足见神功在顷刻。

板门专治气促攻，小肠诸气快如风。

男左三关推发汗，退下六腑冷如铁。

女右六腑推上凉，退下三关谓之热。

仙师留下救孩童，后学之人休轻泄。

（六）卓溪家传秘诀（《幼科铁镜》）

婴儿十指冷如冰。便是惊风体不安。

十指梢头热似火。定是夹食又伤寒。

以吾三指按儿额。感受风邪三指热。

三指按兮三指冷。内伤饮食风邪感。

一年之气二十四。开额天门亦此义。

自古阴阳数有九。额上分推义无异。

天庭逐掐至承浆。以掐代针行血气。

伤寒推法上三关。脏热专推六腑间。

六腑推三关应一。三关推十腑应三。

推多应少为调变。血气之中始不偏。

啼哭声从肺里来。无声肺绝实哀哉。

若因痰蔽声难出。此在医家用妙裁。

病在膏肓不可攻。我知肺俞穴能通。

不愁痰浊无声息。艾灸也能胜上工。

百会由来在顶心。此中一穴管通身。

扑前仰后歪斜痫。艾灸三九抵万金。

腹痛难禁还泻血。亦将灸法此中寻。

张口摇头并反折。速将艾灸鬼眼穴。

更把脐中壮一艾。却是治疗最妙诀。

肩井穴是大关津。掐此开通血气行。

各处推完将此掐。不愁气血不周身。

病在脾家食不进。重揉艮宫妙似圣。

再加大指面旋推。脾若初伤推即应。

头疼肚痛外劳宫。揉外劳宫即见功。

疼痛医家何处识。眉头蹙蹙哭声雄。

心经热盛作痴迷。天河引水上洪池。
掌中水底捞明月。六腑生凉那怕痴。
婴儿脏腑有寒风。试问医人何处攻。
揉动外劳将指屈。此曰黄蜂入洞中。
揉掐五指爪节时。有风惊吓必须知。
若还人事难苏醒。精威二穴对拿之。
胆经有病口作苦。只将妙法推脾土。
口苦医人何处知。合口频频左右扭。
大肠侧推到虎口。止泻止痢断根源。
不从指面斜推入。任教骨碎与皮穿。
揉脐兼要揉龟尾。更用推揉到涌泉。
肾水小指与后溪。推上为清下补之。
小便闭赤清之妙。肾虚便少补为宜。
小儿初诞月中啼。气滞盘肠不用疑。
脐轮胸口宜灯火。木香用下勿迟迟。
白睛青色有肝风。鼻破生疮肺热攻。
祛风却用祛风散。指头泻肺效与同。
鼻准微黄紫庶几。奇红带燥热居脾。
大指面将脾土泻。灶土煎汤却亦宜。
太阳发汗来如雨。身弱兼揉太阴止。
太阴发汗女儿家。太阳止汗单属女。
眼翻即掐小天心。望上须将下掐平。
若是双眸低看地。天心上掐即回睛。

口眼相邀扯右边。 肝风动极趁风牵。

若还口眼频牵左。 定是脾家动却痰。

肾水居唇之上下。 风来焉不作波澜。

双眸原属肝家木。 枝动因风理必然。

右扯将儿左耳坠。 左去撦^①回右耳边。

三朝七日眼边黄。 便是脐风肝受伤。

急将灯火十三点。 此是医仙第一方。

效见推拿是病轻。 重时莫道药无灵。

疗惊定要元宵火。 非火何能定得惊。

若用推拿须下午。 推拿切莫在清晨。

任君能火还能药。 烧热常多退五更。

叮咛寄语无他意。 恐笑先生诀不真。

（七）三字经歌诀（《推拿三字经》）

徐谦光	奉萱堂	药无缘	推拿恙
自推手	辨诸恙	定真穴	画图彰
上疗亲	下救郎	推求速	惟重良
独穴治	大三万	小三千	婴三百
加减良	分岁数	从吾学	立验方
宜熟读	勿心慌	治急病	一穴良
大数万	立愈恙	幼婴者	加减量

① 撦（chē）：同"扯"。

治缓症　各穴量　虚冷补　热清当
大察脉　理宜详　浮沉者　表里恙
迟数者　冷热伤　辨内伤　推无恙
虚与实　仔细详　字廿七　脉诀讲
明四字　治诸恙　小婴儿　看印堂
五色纹　细心祥　色红者　心肺恙
俱热症　清则良　清何处　心肺当
退六腑　即去恙　色青者　肝风张
清补宜　自无恙　平肝木　补肾脏
色黑者　风肾寒　揉二马　清补良
列缺穴　亦相当　色白者　肺有痰
揉二马　合阴阳　天河水　立愈恙
色黄者　脾胃伤　若泻肚　推大肠
一穴愈　来往忙　言五色　兼脾良
曲大指　补脾方　内推补　外泻详
大便闭　外泻良　泻大肠　立去恙
兼补肾　愈无恙　若腹痛　窝风良
数在万　立无恙　流清涕　风寒伤
蜂入洞　鼻孔强　若洗皂　鼻两旁
向下推　和五脏　女不用　八卦良
若泻痢　推大肠　食指侧　上节上
来回推　数万良　牙痛者　骨髓伤
揉二马　补肾水　推二穴　数万良

治伤寒　拿列缺　出大汗　立无恙
受惊吓　拿此良　不醒事　亦此方
或感冒　急慢恙　非此穴　不能良
凡出汗　忌风扬　霍乱病　暑秋伤
若上吐　清胃良　大指根　震艮连
黄白皮　真穴详　凡吐者　俱此方
向外推　立愈恙　倘泻肚　仍大肠
吐并泻　板门良　揉数万　立愈恙
进饮食　亦称良　瘟疫者　肿脖项
上午重　六腑当　下午重　二马良
兼六腑　立消亡　分男女　左右手
男六腑　女三关　此二穴　俱属凉
男女逆　左右详　脱肛者　脾虚恙
补脾土　二马良　补肾水　推大肠
来回推　久去恙　或疹痘　肿脖项
仍照上　午后恙　诸疮肿　明此详
虚喘嗽　二马良　兼清肺　兼脾良
小便闭　清膀胱　补肾水　清小肠
食指侧　推大肠　尤来回　轻重当
倘生疮　辨阴阳　阴者补　阳清当
紫险阴　红高阳　虚歉者　先补强
诸疮症　兼清良　疮初起　揉患上
左右揉　立消亡　胸膈闷　八卦详

男女逆　　左右手　　运八卦　　离宫轻

痰壅喘　　横纹上　　左右揉　　久去恙

治歉症　　并痨伤　　歉弱者　　气血伤

辨此症　　在衣裳　　人着褡①　伊着棉

亦咳嗽　　名七伤　　补要多　　清少良

人穿褡　　他穿单　　名五痨　　肾水伤

分何脏　　清补良　　在学者　　细心详

眼翻者　　上下僵　　揉二马　　捣天心

翻上者　　捣下良　　翻下者　　捣上强

左捣右　　右捣左　　阳池穴　　头痛良

风头痛　　蜂入洞　　左右旋　　立无恙

天河水　　口生疮　　遍身热　　多推良

中气风　　男女逆　　右六腑　　男用良

左三关　　女用强　　独穴疗　　数三万

多穴推　　约三万　　遵此法　　无不良

遍身潮　　分阴阳　　拿列缺　　汗出良

五经穴　　肚胀良　　水入土　　不化谷

土入水　　肝木旺　　小腹寒　　外劳宫

左右揉　　久揉良　　嘴唇裂　　脾火伤

眼泡肿　　脾胃恙　　清补脾　　俱去恙

向内补　　向外清　　来回推　　清补双

---

① 褡（dā）：背心，背褡。

天门口	顺气血	五指节	惊吓伤
不计次	揉必良	腹痞积	时摄良
一百日	即无恙	上有火	下有寒
外劳宫	下寒良	六腑穴	去火良
左三关	去寒恙	右六腑	亦去恙
虚补母	实泻子	曰五行	生克当
生我母	我生子	穴不误	治无恙
古推书	身手足	执治婴	无老方
皆气血	何两样	数多寡	轻重当
吾载穴	不相商	少老女	无不当
遵古推	男女分	俱左手	男女同
予尝试	并去恙	凡学者	意会方
加减推	身欸壮	病新久	细思想
推应症	无苦恙		

七、十四经穴歌

(一) 手太阴肺经

手太阴肺十一穴
中府云门天府抉
侠白尺泽孔最取
列缺经渠太渊撮
鱼际少商拇韭叶

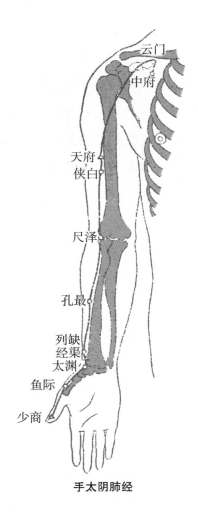

云门

中府

天府
侠白

尺泽

孔最

列缺
经渠
太渊

鱼际

少商

手太阴肺经

肺经诸穴记心数

一手太阴是肺经　　臂内桡侧上下循

中府乳上数三肋　　**云门**销骨窝里擒

二穴相差隔一肋　　距腹中线六寸凭

天府腋下三寸取　　**侠白**肘上五寸寻

列缺交叉食指尺　　**经渠**寸口动脉停

太渊掌后纹头处　　**鱼际**节后散脉临

少商穴在拇侧端　　去指甲角韭叶明

（二）手阳明大肠经

手阳明经起商阳　　二间三间合谷藏

阳溪偏历温溜取　　下廉上廉三里量

曲池肘髎迎五里　　臂臑肩髃巨骨当

天鼎扶突禾髎接　　二十经穴终迎香

手阴明经属大肠　　食指内侧起**商阳**

本节前取**二间**穴　　本节后取三间强

岐骨陷中寻**合谷**　　**阳溪**腕后两筋镶

腕后三寸是**偏历**　　五寸之中**温溜**当

池下四寸**下廉**穴　　池下三寸**上廉**藏

曲池屈肘纹头尽　　**肘髎**大骨外廉项

肘上三寸寻**五里**　　**臂臑**三角肌端详

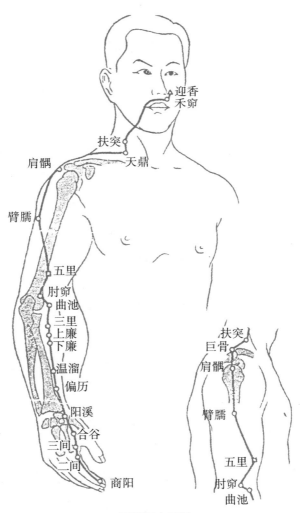

迎香
禾髎
扶突
肩髃　　　天鼎
臂臑
五里
肘髎
曲池
三里
上廉
下廉
温溜
偏历
阳溪
合谷
三间
二间
商阳

扶突
巨骨
肩髃
臂臑
五里
肘髎
曲池

手阳明大肠经

肩髃肩峰举臂取　　巨骨肩尖骨凹当
天鼎扶下一寸许　　扶突鼎上结喉旁
和髎水沟旁半寸　　鼻旁五分是迎香

（三）足阳明胃经

四十五穴足阳明　　承立四白巨髎经
地仓大迎颊车是　　下关头维接人迎
水突气舍缺盆横　　气户库房屋翳行
膺窗乳中乳根取　　不容承满梁门停
关门大乙滑肉门　　天枢外陵大巨存
水道归来气冲定　　髀关伏兔阴市跟
梁丘犊鼻足三里　　上巨虚连条口呈
下巨虚上丰隆穴　　解溪冲阳陷谷扪
内庭厉兑次趾侧　　熟记胃经足阳明

胃之经兮足阳明　　起于头面向下行
承泣眼眶边缘下　　四白目下一寸临
巨髎鼻旁直瞳子　　地仓口旁四分近
大迎颌前寸三陷　　颊车耳下曲颊凭
下关耳前扪动脉　　头维四五旁神庭
人迎结喉旁动脉　　水突迎下大筋明
直下气舍平天突　　缺盆锁骨凹陷寻
气户锁下一肋上　　相去中线四寸平

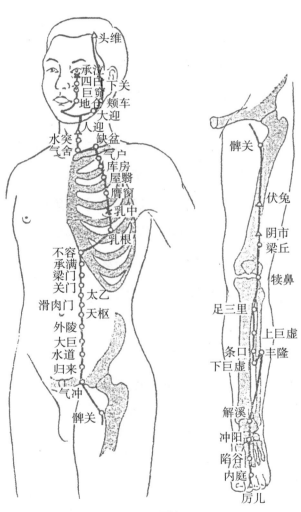

足阳明胃经

库房屋翳膺窗接　都隔一肋乳中停
乳根乳下一肋处　胸部诸穴记分明
不容巨厥旁二寸　其下承满与梁门
关门太乙滑肉门　天枢脐旁二寸呈
外陵大巨水道穴　归来气冲曲骨纹
上下之间隔一寸　离开中线二寸省

髀关兔后六寸取　伏兔膝上起肉形
阴市膝上三寸许　梁丘膝上二寸临
髌外下陷是犊鼻　膝下三寸三里迎
膝下六寸上巨虚　膝下八寸条口行
再下一寸下巨虚　丰隆踝上八寸隐
解溪跗上系鞋处　冲阳跗上动脉明
陷谷内庭后二寸　次趾外侧是内庭
厉兑次趾外甲角　四十五穴要记清

（四）足太阴脾经

二十一穴太阴脾　隐白大都太白奇
公孙商丘三阴交　漏谷地机阴陵考
血海箕门冲门取　府舍腹结大横标
腹哀食窦连天溪　胸乡周荣大包朝

四是脾经足太阴　拇趾内角隐白擒

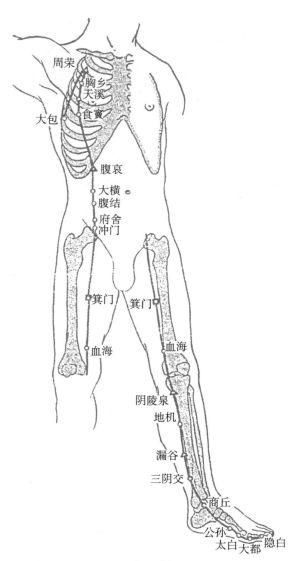

周荣
胸乡
天溪
食窦
大包
腹哀
大横
腹结
府舍
冲门
箕门
箕门
血海
血海
阴陵泉
地机
漏谷
三阴交
商丘
公孙
太白
天都
隐白

足太阴脾经

大都节前陷中取　　太白核骨节后明
公孙节后一寸是　　踝前凹陷商丘临
再凭内踝正中上　　三寸胫后三阴交
踝上六寸漏谷穴　　膝下五寸地机朝
膝内辅下阴陵泉　　膝上二寸血海考
直上箕门冲门穴　　府舍腹结大横标
腹哀大横上三寸　　食窦溪下一肋找
天溪乳头旁二寸　　胸乡周荣溪上靠
四肋三肋二肋间　　腋下六寸是大包

（五）手少阴心经

九穴心经手少阴　　极泉青灵少海行
灵道通里阴却下　　神门少府少冲寻

五是心经小指边　　极泉腋窝动脉牵
青灵肘上三寸取　　少海肘后五分编
灵道腕后一寸半　　通里腕后一寸前
阴却去腕五分是　　神门锐骨端内填
少府小指屈指处　　少冲小指内侧边

（六）手太阳小肠经

手太阳穴一十九　　少泽前谷后溪走
腕骨阳谷养老穴　　支正小海肩贞扭

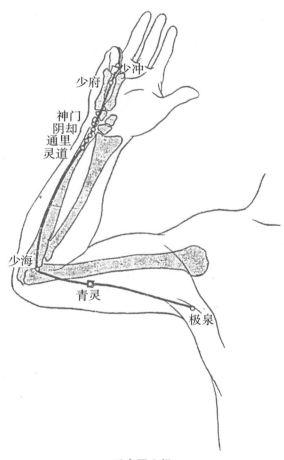

少冲
少府
神门
阴却
通里
灵道
少海
青灵
极泉

手少阴心经

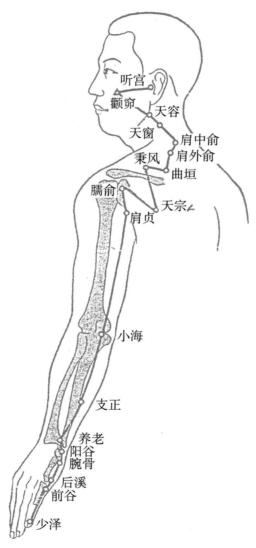

听宫
颧髎
天容
天窗
肩中俞
肩外俞
秉风
曲垣
臑俞
天宗
肩贞
小海
支正
养老
阳谷
腕骨
后溪
前谷
少泽

手太阳小肠经

臑俞天宗及秉风　　曲垣肩外连肩中
天窗天容上颧髎　　耳小瓣前循听宫

六小肠经手太阳　　臂外后缘尺侧量
小泽小指外甲角　　**前谷**泽后节前当
后溪握拳节后取　　**腕骨**腕前骨陷藏
阳谷尺腕骨间取　　**养老**转手髁空镶
支正腕后上五寸　　**小海**肘内纹头上
肩贞腋后上一寸　　**臑俞**贞上骨下方
天宗肩胛下陷取　　**秉风**胛上骨边让
曲垣肩中曲胛陷　　**外俞**去脊三寸旁
中俞大椎旁二寸　　**天窗**扶后大筋详
天容耳下曲颊后　　**颧髎**颧骨下廉乡
听宫之穴归何处　　耳小瓣前陷中央

（七）足太阳膀胱经（上）

足太阳经六十七　　睛明攒竹眉冲递
曲差五处上承光　　通天络却玉枕藏
天柱大杼风门穴　　肺俞厥阴心俞决
督俞膈俞九肝俞　　十胆脾胃依次数
三焦肾俞气海俞　　大肠关元小肠库
膀胱中膂白环定　　诸穴脊旁寸半裸
上次中下四窌穴　　一二三四骶孔库

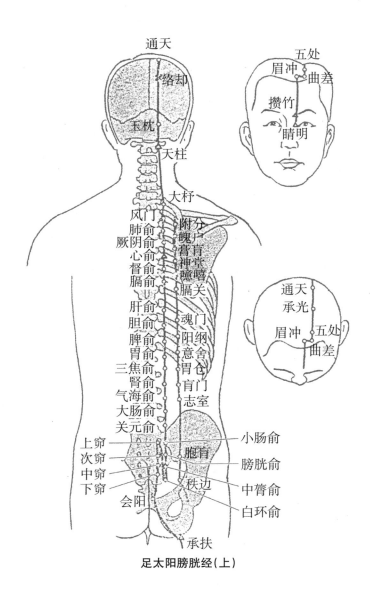

足太阳膀胱经(上)

尾骨端旁会阳取，附分夹脊旁三处
魄户膏肓与神堂，谚谚膈关魂门储
阳纲意舍承胃仓，肓门志室胞肓度
廿一椎下秩边定，横平第四骶后布

足太阳兮膀胱经，目内眦角始睛明
眉头陷中攒竹取，眉冲直上旁神庭
曲差庭旁一寸半，五处直后上星平
承光通天络却穴，后行俱是寸半匀
玉枕脑户旁寸三，入发三寸枕骨凭
天柱项后大筋外，再下脊旁寸半寻
大杼第一二风门，肺俞三椎四厥阴
第五心俞督俞六，第七膈俞胛角平
九肝十胆依次下，十一十二脾胃擒
十三三焦十四肾，气海大肠五六行
七八关元小肠位，十九椎旁膀胱临
二十椎外中膂俞，二十一椎白环停
上次中下四窌穴，骶骨两旁骨陷揪
尾骨之旁会阳穴，第二侧线再详铭

以下夹脊开三寸，二三附分魄户营
四椎膏肓神堂五，谚谚膈关六七明
第九魂门阳纲十，十一意舍二胃仓
十三肓门四志室，直下十九定胞肓

廿一椎旁**秩边**穴　　背部经穴记端详

足太阳膀胱经(下)

承扶臀后纹中央　　殷门浮却下委阳
委中合阳承筋取　　承山飞阳历附阳
昆仑仆参至申脉　　金门京骨束骨当
通谷至阴走小趾　　六十七穴记清量

承扶臀下横纹处　　扶下六寸**殷门**当
浮却委阳上一寸　　**委阳**委中外侧镶
委中腘窝纹中陷　　纹下二寸定**合阳**
承筋纹下五寸是　　**承山**腨下分肉藏
飞阳外踝上七寸　　**附阳**踝上三寸放
昆仑外踝骨后陷　　**仆参**跟下骨陷匡
踝下五分**申脉**取　　踝前骰陷**金门**亮
京骨外侧大骨下　　**束骨**小趾节后让
通谷节前凹陷取　　趾甲外角**至阴**章

(八) 足少阴肾经

足少阴经二十七　　涌泉然谷太溪溢
大钟水泉连照海　　复溜交信筑宾觅
阴谷膝内两筋取　　横骨大赫气海立
四满中注肓俞找　　商曲石关阴都贴

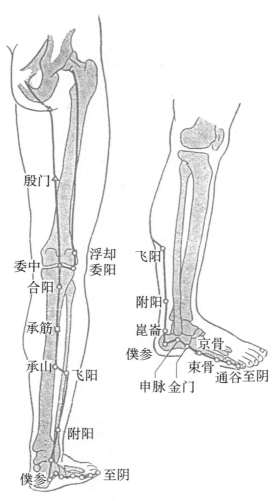

殷门

浮却
委阳
委中
合阳
承筋
承山
飞阳
附阳
仆参

飞阳
附阳
崑崙
仆参
申脉
金门

京骨
束骨
通谷至阴

至阴

足太阳膀胱经(下)

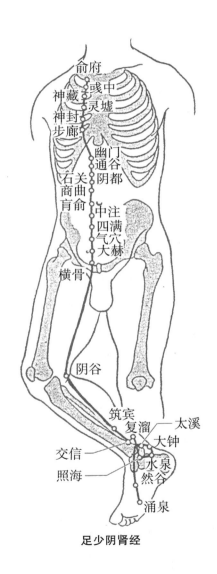

俞府
彧中
神藏
灵墟
神封
步廊
幽门
通谷
阴都
石关
商曲
肓俞
中注
四满
气穴
大赫
横骨
阴谷
筑宾
复溜　太溪
大钟
交信
水泉
照海　然谷
涌泉

足少阴肾经

通谷幽门步廊中　　神封灵墟神藏胸
或中俞府胸前定　　诸穴熟记在心中

八足少阴肾经通　　后缘内侧走腹胸
足心凹陷**涌泉**始　　**然谷**舟骨下凹中
太溪内踝后凹陷　　溪下五分寻**大钟**
水泉太溪下一寸　　**照海**踝下凹陷通
复溜踝后上二寸　　**交信**溜前五分恭
踝上五寸**筑宾**穴　　**阴谷**膝内两筋畔

上行中线旁半寸　　**横骨**平对曲骨蒙
大赫气穴上**四满**　　**中注**肓俞脐旁碰
商曲平对下脘取　　**石关阴都**通谷停
幽门适当巨阙侧　　诸穴相距一寸连

继而中行开二寸　　六穴次第肋间临
步廊相平中庭穴　　**神封灵墟神藏**行
彧中俞府锁骨下　　相隔一肋临证凭

（九）手厥阴心包经

九心包是手厥阴　　天池天泉曲泽亲
却门间使内关对　　大陵劳宫中冲拼

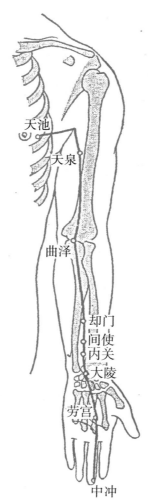

天池
天泉
曲泽
却门
间使
内关
大陵
劳宫
中冲

手阙阴心包经

九心包经手厥阴　　前正中线诸穴临
天池乳后旁一寸　　**天泉**腋下二寸擒
曲泽肘内横纹处　　**却门**去腕五寸寻
间使腕后方三寸　　**内关**掌后二寸凭
掌后横纹**大陵**取　　两筋之间凹陷行
劳宫屈指掌心是　　中指末端**中冲**迎

（十）手少阳三焦经

二十三穴手少阳　　关冲液门中诸旁
阳池外关支沟会　　会宗三阳四渎当
天井上合清冷渊　　消烁臑会肩髎畅
天髎天牖同翳风　　瘈脉颅息角孙长
耳门禾髎丝竹空　　牢记诸穴细端详

十手少阳三焦经　　后正中线耳后进
关冲无名指甲外　　**液门**节前指缝寻
中渚又当本节后　　**阳池**腕表横纹临
腕后二寸**外关**穴　　腕后三寸**支沟**明
会宗沟外一寸许　　**三阳络**正四寸擒
肘下五寸寻**四渎**　　肘后一寸**天井**行
肘后二寸**清冷渊**　　**消泺**肘上五寸屏
臑会肩端下三寸　　**肩髎**肩峰后下钦
天髎肩井后下陷　　**天牖**筋后曲颊定

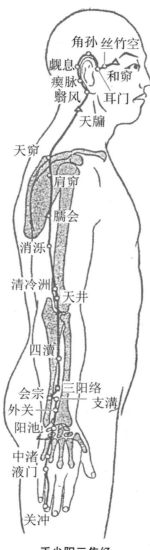

角孙　丝竹空

颅息

瘈脉　　和髎

翳风　　耳门

天牖

天窗

肩髎

臑会

消泺

清冷渊　天井

四渎

会宗　三阳络

外关　　支沟

阳池

中渚

液门

关冲

手少阳三焦经

翳风耳垂后陷显　瘈脉耳后青络萦
颅息耳后青络脉　角孙耳尖发际凭
耳门耳前上缺处　耳前发尖和髎勤
丝竹空穴何处是　外眦直上眉梢停

（十一）足少阳胆经

足少阳经瞳子髎　四十四穴行迢迢
听会上关颔厌集　悬颅悬厘曲鬓翘
率谷天冲浮白次　窍阴完骨本神邈
阳白临泣目窗接　正营承灵脑空绕
风池肩井渊液下　辄筋日月京门挑
带脉五枢维道续　居髎环跳风市标
中渎阳关阴陵泉　阳交外丘光明摇
阳辅悬钟丘墟外　临泣地五侠溪考
窍阴四趾甲根侧　诸穴头足次第找

十一胆经足少阳　从头走足行身旁
外眦五分瞳子髎　听会耳前下缺当
上关颧弓上缘取　颔厌悬颅悬厘扬
先定头维向下取　各距半寸调匀量
曲鬓耳前上发际　耳上寸半率谷昂
天冲率后距五分　浮白窍阴隔寸长
完骨适当骨后陷　本神神庭三寸匡

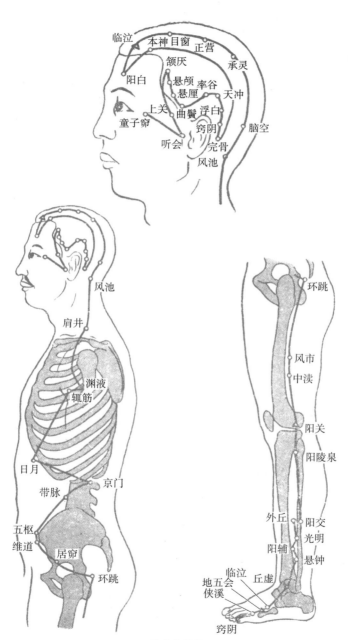

临泣 本神 目窗 正营
颔厌 承灵
阳白 悬颅 率谷
悬厘 天冲
上关 曲鬓 浮白
童子窌 窍阴 脑空
听会 完骨
风池

风池
肩井
渊液
辄筋
日月 京门
带脉
五枢 环跳
维道
居窌
环跳

环跳
风市
中渎
阳关
阳陵泉
外丘 阳交
光明
阳辅 悬钟
临泣 丘虚
地五会
侠溪
窍阴

足少阳胆经

阳白眉上正一寸　　庭维之间临泣藏

目窗正营连承灵　　耳上寸半脑空量

风池耳后发际陷　　即在督脉风府旁

肩井缺盆上寸半　　渊液腋下三寸扬

辄筋渊前旁一寸　　日月期下五分详

京门十二肋骨端　　带脉平脐肋下当

五枢带下前三寸　　略下五分维道旺

居髎维后髁前处　　环跳髀枢陷中央

风市垂手中指尽　　膝上五寸中渎昂

阳关陵上膝膑外　　腓骨头前阳陵航

阳交外踝上七寸　　外丘交前寸许长

光明踝上五寸是　　阳辅踝上四寸锵

踝上三寸悬钟定　　踝前凹陷丘墟夯

临泣四趾本节后　　地五会距五分坊

本节之前侠溪穴　　窍阴四趾甲根旁

（十二）足厥阴肝经

足厥阴经十四穴　　大敦行间太冲合

中封蠡沟及中都　　膝关曲泉阴包夺

五里阴廉急脉是　　章门期门肋下拨

十二肝经足厥阴　　内侧前后肋下循

大敦拇趾三毛际　　行间大次趾缝寻

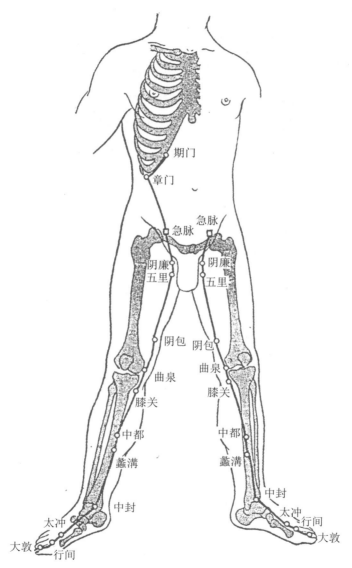

足厥阴肝经

太冲本节寸半陷　　踝前一寸中封明

踝上五寸蠡沟注　　中都踝上七寸凭

膝关阴陵后一寸　　曲泉屈膝横纹尽

阴包膝上方四寸　　五里冲下三寸临

阴廉气冲下二寸　　急脉阴旁二五行

十一肋端章门是　　乳下肋缘期门擒

（十三）任脉

任脉廿四起会阴　　曲骨中极关元亲

石门气海阴交穴　　神阙水分下脘兴

建里中脘上脘系　　巨阙鸠尾蔽骨应

中庭膻中玉堂是　　紫宫华盖璇玑挺

天突廉泉承浆取　　胸腹中线诸穴明

胸腹中线任脉通　　会阴当取两阴中

曲骨耻骨毛际陷　　中极脐下四寸松

关元脐下三寸处　　脐下二寸石门笼

脐下寸半是气海　　脐下一寸阴交通

脐之中央谓神阙　　脐上一寸水分容

脐上二寸下脘定　　脐上三寸建里蒙

脐上四寸中脘穴　　再上一寸上脘从

巨阙鸠尾下一寸　　鸠尾岐下寸半空

中庭膻下寸六取　　膻中两乳中间纵

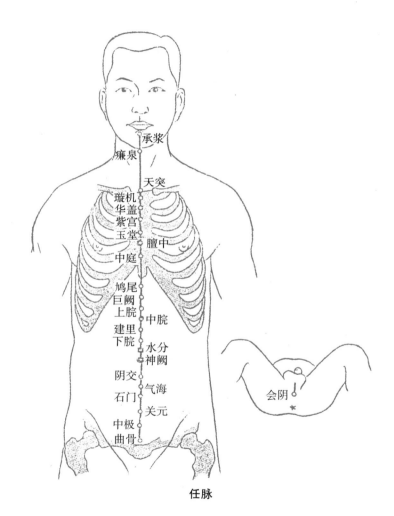

承浆

廉泉

天突

璇机
华盖
紫宫
玉堂

膻中

中庭

鸠尾
巨阙
上脘
建里
下脘

中脘

水分
神阙

阴交

石门

气海

关元

中极
曲骨

会阴

任脉

玉堂紫宫华盖穴　　相去寸六肋间颂

璇玑天突下一寸　　缺盆当中天突逢

廉泉颌下结喉上　　承浆唇下凹陷中

（十四）督脉

督脉中行走长强　　腰俞阳关命门当

悬枢脊中中枢穴　　筋缩至阳灵台详

神道身柱陶道定　　大椎哑门风府扬

脑户强间后顶上　　百会前顶囟会匡

上星神庭素髎取　　水沟兑端龈交藏

经外奇穴印堂是　　两眉中间凹陷航

二十八穴本经属　　外加一奇廿九长

中行督脉脊中央　　尾骨下端起长强

二十一椎下腰俞　　十六椎下阳关镶

十四命门三悬枢　　十一椎下脊中让

十椎中枢九筋缩　　七椎之下定至阳

六是灵台五神道　　三椎之下身柱仓

陶道一椎之下是　　一椎之上大椎亢

后发五分哑门际　　门上五分风府亮

府上寸半定脑户　　强间户上寸半量

后顶再上寸半取　　百会七寸陷顶堂

前顶会前量寸半　　囟会顶前寸半当

上星入发一寸顾　　神庭入发五分荡
素髎鼻尖端头是　　水沟鼻下人中相
兑端上唇结端点　　龈交上齿系龈藏

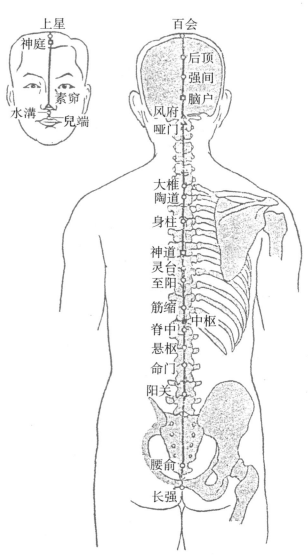

上星
神庭
素帘
水沟　兑端

百会
后顶
强间
脑户
风府
哑门
大椎
陶道
身柱
神道
灵台
至阳
筋缩
中枢
脊中
悬枢
命门
阳关
腰俞
长强

中枢

督脉（前机、囟会二穴图中未示。）

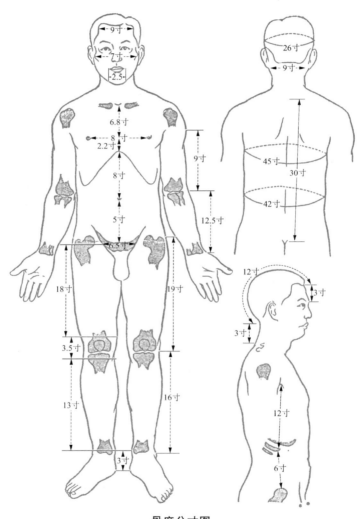

骨度分寸图

十四经相互关系表

任	阴·里·藏			府·表·阳			督
	太阴	手	肺 ①——②大肠	手	阳明		
		足	脾 ④——③ 胃	足			
	少阴	手	心 ⑤——⑥小肠	手	太阳		
脉		足	肾 ⑧——⑦膀胱	足			脉
	厥阴	手	心包 ⑨——⑩三焦	手	少阳		
		足	肝 ⑫——⑪ 胆	足			

缅怀恩师朱春霆

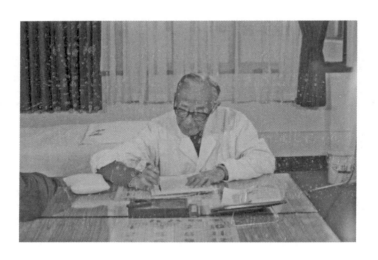

　　我国现代中医推拿事业开创奠基人——朱春
霆先生，既是我的校长，又是我的恩师。他是一位
德高望重、医术精湛的中医推拿专家，也是一位和
蔼慈祥、诲人不倦的师长。他常常亲自来校上课，
传授技艺。讲课时，他总是苦口婆心，不厌其烦，
认真演示，耐心解答，一遍又一遍，直到同学们弄
懂为止。

　　记得有一次手法练习课，我和另一位同学练
"蝴蝶双飞势"。这是一个难度较大的治疗动作，

校长多次为我们示范，但仍然把握不好。这天我在同学面部操练，校长在讲台上看到了，便走过来，注视着我的双手，我很紧张，动作也有些不自然。校长安慰我，"别急，轻一点，柔和一点。"他微笑着，轻声轻气地对我说。接着，校长让我站在旁边，他亲自在同学头部示范给我看，旁边同学也围了过来。校长边讲解边演示，从双侧太阳穴推向耳尖，缓缓往复来回。仰观校长手法是那样的娴熟、灵活、轻巧，以拇指罗纹吸定太阳穴，其余四指扇形展开，腕关节旋转摆动，宛如一对蝴蝶跃然起舞，优美、轻快。接下来校长就坐着，让我在他的太阳穴部位操作，当时我虽紧张，但内心十分高兴，因为受到恩师直面赐教，是珍贵的机会。

恩师这次手把手示教，使我受益匪浅，终身受用。

朱校长虽然离开我们多年了，但他的谆谆教诲，将永久铭记在我心里。

王定东

后　　记

　　《简明推拿治疗图解》一书自 1991 年问世以来，以其图文并茂、简明实用，深受广大读者青睐。谨此表示感谢！

　　由于近代科学技术发展日新月异，对祖国中医药事业也产生了深刻的影响，在防病治病过程中，人们逐渐认识到，中医药事业有着很多现代西方医药不可替代的作用，既有药物干预，也有非药物疗法，如推拿、针灸、拔罐、刮痧等。

　　中医推拿事业，凭借医生一双具有"功法"的手，发挥其防病治病的功能，可谓是融合环保、生态、和谐、节能、健康于一体了。《简明推拿治疗图解》当今得以修订再版，笔者颇感欣慰！

　　本书再版编写过程中，感谢上海中医药大学教授、上海中医药大学附属岳阳中西医结合医院前院长严隽陶先生；感谢中国美术家协会会员、上海市非物质文化遗产连环画代表性传承人陆小弟先生；感谢一指禅嫡系传人、朱春霆之子、华东医院推拿科主任朱鼎成先生。最后也感谢我的夫人，在写稿期间给予我生活上的关心和照顾。感谢他们对我大力支持，为我写序作画、出谋划策、无私奉献，使新版书益臻完美。

王定东

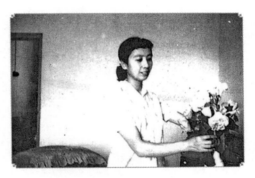

作者夫人张彤琨（摄于 1990 年）

上海中医学院附属推拿学校第四届毕业生合影

第一排（从左往右）

第四位：方伯英老师（主讲《黄帝内经》）

第五位：叶怡庭老师（主讲《伤寒论》）

第八位：陈国发（教导处主任）

第九位：李占文（教务处处长）

第十位：朱春霆（校长，一指禅手法嫡系传人）

第十一位：许德良（副院长）

第十二位：曹锡元（副校长）

第十三位：王百川（一指禅手法嫡系传人，手法教师）

第十四位：李锡九（少林内功手法嫡系传人，手法教师）

第十五位：王纪松（一指禅手法嫡系传人，手法教师）

第三排（从左往右）

第八位：王定东（本书作者）

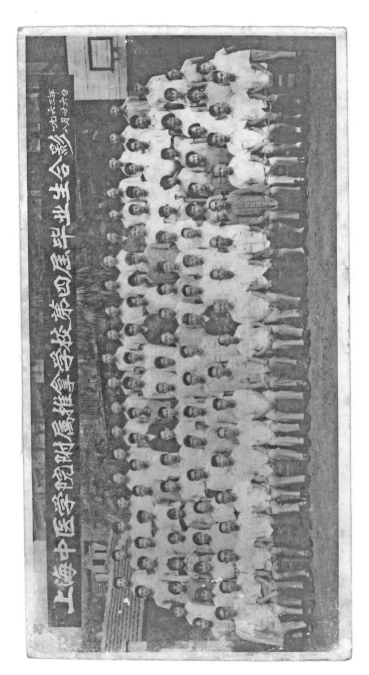

上海中医学院附属推拿学校第四届毕业生合影 一九六三年八月十六日